Do-In

MASAO HAYASHIMA

Do-In

Der taoistische Weg
zur Gesundheit

Aus dem Englischen
von Gisela Merz-Busch

O. W. BARTH

Dieses Buch ist als Hilfestellung zum besseren Verständnis der Theorie und der Übungen
der Schule des Do-In gedacht, doch soll es keinesfalls die Beratung eines qualifizierten
Arztes ersetzen. Nicht alle Empfehlungen sind auf jeden Einzelfall anwendbar.
Weder der Verfasser noch der Verlag übernehmen die Verantwortung
für negative Wirkungen oder Folgen aus der Befolgung
der Empfehlungen dieses Buches.

Zur Schreibweise: Alle japanischen und chinesischen Namen, ob alte oder moderne,
werden in der ursprünglichen Nennweise verwendet, das heißt zuerst der Nachname,
mit Ausnahme des Autorennamens auf dem Schutzumschlag,
dem Umschlag und den Titelseiten und Copyrightseiten.

Die Originalausgabe erschien 1997 unter dem Titel
«The Taoist Road to Health. The Doin Method»
bei Kodansha International Ltd., 17-14 Otowa 1-chome,
Bunkyo-ku, Tokyo 112-8652, Japan, und Kodansha America, Inc.

Erste Auflage 1988
Copyright © 1997 by Masao Hayashima
Published by arrangement with Kodansha International, Ltd.
Alle deutschsprachigen Rechte beim Scherz Verlag, Bern, München, Wien,
für den Otto Wilhelm Barth Verlag
Alle Rechte der Verbreitung, auch durch Funk, Fernsehen,
fotomechanische Wiedergabe, Tonträger jeder Art und
auszugsweisen Nachdruck, sind vorbehalten.
Fotografien der Übungspositionen von Suzuki Naoto
Einbandgestaltung: Zembsch' Werkstatt, München

INHALT

KAPITEL DREI
DAS ZUSAMMENSPIEL VON ATEM, KI UND DO-IN

Kapitel Vier
Behandlung und Linderung chronischer Beschwerden

Das Sake-Bad

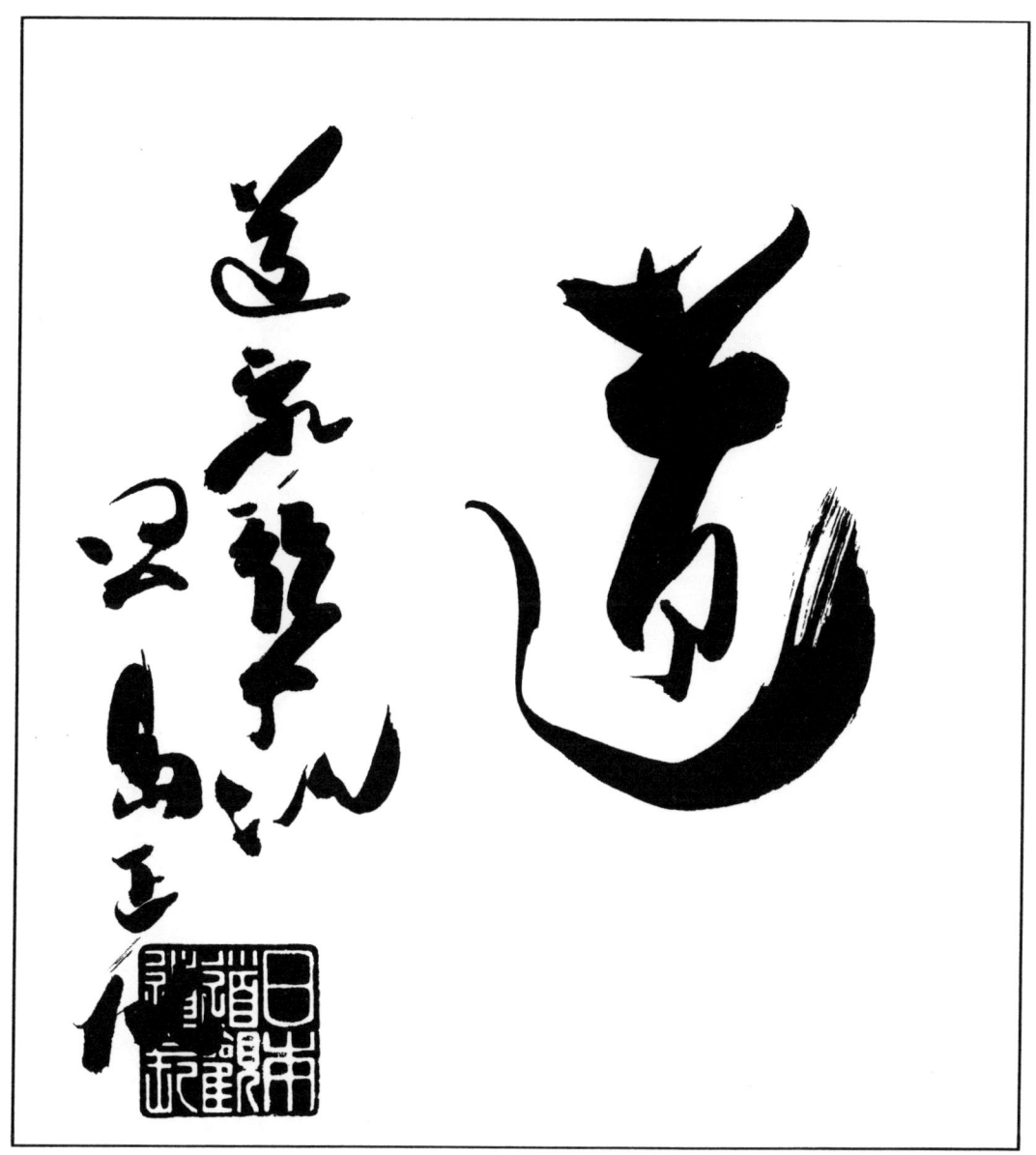

Kalligraphie des Autors: Das große Zeichen rechts bedeutet «Tao», die nächste Zeile links «Lung-men-Schule des Taoismus», und ganz links steht der Name des Autors und sein Siegel.

VORWORT

Noch in der High School entschloß ich mich, Arzt zu werden, als ich zum erstenmal erlebte, wie mir nahestehende Menschen starben, und mir wünschte, ich könnte Krankheiten heilen. Ich studierte Medizin und erinnere mich noch gut an die ernüchternden Worte eines Professors, der uns klarmachte, daß ein Arzt nur einen Bruchteil seiner Patienten auch wirklich heilen kann. Meist heilt sich in den besonders ernsten Fällen der Körper entweder selbst, oder der Patient stirbt. In den ersten Jahren meines Praktizierens pflegte ich die ganze Nacht bei Patienten zu wachen, die akute Infektionen hatten, und war tief befriedigt, wenn ich sie mit schulmedizinischen Methoden heilen konnte. Aber je länger ich praktizierte, um so deutlicher wurde mir bewußt, wie viele Fälle nicht geheilt werden konnten und wie sehr sich die Zahl der chronisch Kranken erhöhte. Akute Erkrankungen wie akute Bronchitis oder Blaseninfektionen können mit den geeigneten Antibiotika völlig geheilt werden. Aber wenn der Arzt nicht das richtige Medikament aus-

wählt oder der Patient auf das Mittel nicht reagiert, kann es dazu kommen, daß die Krankheit auf keine Behandlung mehr anspricht. Im Fall der chronischen Bronchitis beispielsweise muß der Patient vielleicht den Rest seines Lebens mit dem Auf und Ab von kleinen Besserungen und erneuten Verschlechterungen verbringen. Bei chronischen Krankheiten wie Diabetes, Rheumatismus, atopischer Dermatitis und Entzündungen von Leber oder Nieren kann der Arzt nicht viel mehr tun, als diese Krankheiten unter Kontrolle zu halten. Ärzte können nicht einmal simple Erkältungen heilen. Wir können nur Medikamente gegen das Fieber, gegen den Husten und die verstopfte Nase verschreiben. Wir verordnen lediglich etwas gegen die Symptome – ein Apotheker oder ein Computer könnten das genausogut. Wenn jemand mit Rheumatismus in die Klinik kommt, kann der Arzt nicht mehr für ihn tun, als ein Analgetikum gegen den Schmerz zu verschreiben und hoffen, daß es sich nicht um die bösartige rheumatische Arthritis handelt, die die inneren Organe angreifen kann. Diese Krankheit wird der Patient nicht mehr loswerden, und der Doktor kann nicht viel mehr für ihn tun, als sein Mitgefühl zu zeigen.

Im Lauf der Jahre kamen noch sehr viele Patienten in meine Klinik, und ich fuhr fort, sie zu untersuchen, konnte aber nicht alle mit den Methoden der Schulmedizin heilen. Mit der Zeit verlor ich immer mehr meinen Glauben an den schulmedizinischen Umgang mit Krankheiten. Auch wenn wir noch so viel über die biologische Zusammensetzung der Zellen lernen, eine wirksame Heilkunde bekommen wir dadurch nicht.

Dann entwickelte sich bei meiner Mutter eine Überfunktion der Schilddrüse, und sie kam zur Behandlung in meine Klinik. Aber die Medikamente, die ich verschrieb, lösten eine allergische Reaktion aus, und wir waren gezwungen, sie wieder abzusetzen. Auch wollten wir nicht die Nebenwirkungen einer Strahlenbehandlung riskieren. Doch dann erzählte ihr mein jüngerer Bruder von der Methode des Do-In,

und sie versuchte es damit. Sie stellte fest, daß es ihre Symptome linderte und daß sie dadurch in der Lage war, die Beschwerden unter Kontrolle zu halten – ohne irgendwelche Medikamente.

Auch meine Gesundheit begann zu leiden unter den Anforderungen meiner vollen Berufstätigkeit in der Praxis, neben der ich noch einen Haushalt und Kinder zu versorgen hatte. Mein Bruder redete mir zu, es ebenfalls mit Do-In zu versuchen. Ich folgte seinem Rat und begann Vorträge von Dr. Hayashima Masao zu besuchen, in denen ich von der fünftausend Jahre alten Geschichte des *Do-In* (ursprünglich im Chinesischen *Dao-Yin*) in China erfuhr und von der taoistischen Philosophie von Laotse. Bald wurde mir klar, daß ich endlich den medizinischen Ansatz gefunden hatte, nach dem ich all die Jahre gesucht hatte. Ich stellte fest, daß ich mich mit dem schulmedizinischen Ansatz gegenüber Krankheiten nie richtig wohlgefühlt hatte, da dieser nur auf dem Intellekt gründete und nicht auf dem Herzen. Do-In war die Antithese dazu – es ist ein einfacher Ansatz, den jeder anwenden kann. Die großen Wahrheiten der Natur sind einfach und geradlinig, um sie zu verstehen, bedarf es keiner komplexen Theorien.

Bisher wachte ich morgens immer wie erschlagen und erschöpft auf, fühlte mich wie Gulliver, den man mit unzähligen Seilen an den Boden gebunden hatte. Ich dachte, ich sei nur überarbeitet und leide unter niedrigem Blutdruck, und merkte nicht, daß Magenprobleme die eigentliche Ursache waren. Ich war die Verkörperung schlechter Gesundheit.

Aber als ich begann, Do-In jeden Tag zu praktizieren, fühlte ich, wie sich mein Körper erholte, er wurde geschmeidiger und lockerer in seinen Bewegungen. Heute fühle ich mich immer stark und lebendig. Ich habe die heilende Wirkung des Do-In am eigenen Leib erfahren und gelernt, daß die Gesundheit davon abhängt, daß man Ki (Qi im Chinesischen) aus der Natur aufnimmt und dafür sorgt, daß es durch den ganzen Körper zirkulieren kann, während man gleichzeitig gestautes und schädliches Ki ausscheidet. Ich habe gelernt, daß der Körper eng mit den Jahreszeiten verbunden ist, mit kalten und heißen Perioden, nassen und trockenen, und auch mit den Gefühlen wie Freude und Ärger, Vergnügungen und Schmerz.

Es ist nicht genug, den menschlichen Körper wissenschaftlich als biologischen Organismus zu behandeln. Die Schulmedizin hat es bisher nicht geschafft, das unbekannte Potential zu erkennen, das in jedem von uns steckt. Wir lassen es zu, daß dieser Zustand der Unwissenheit fortdauert – zu unserem Schaden. Der östliche Ansatz des Do-In ist dem diametral entgegengesetzt; er lädt uns ein, unsere grundlegenden Vorstellungen über Gesundheitspflege zu überdenken und unsere Prioritäten im Alltagsleben zu überprüfen. Das ist wahres Heilen. Je mehr Menschen die Do-In-Methode anzuwenden lernen, um so besser für die Zukunft der Menschheit.

Dr. Makita Junko

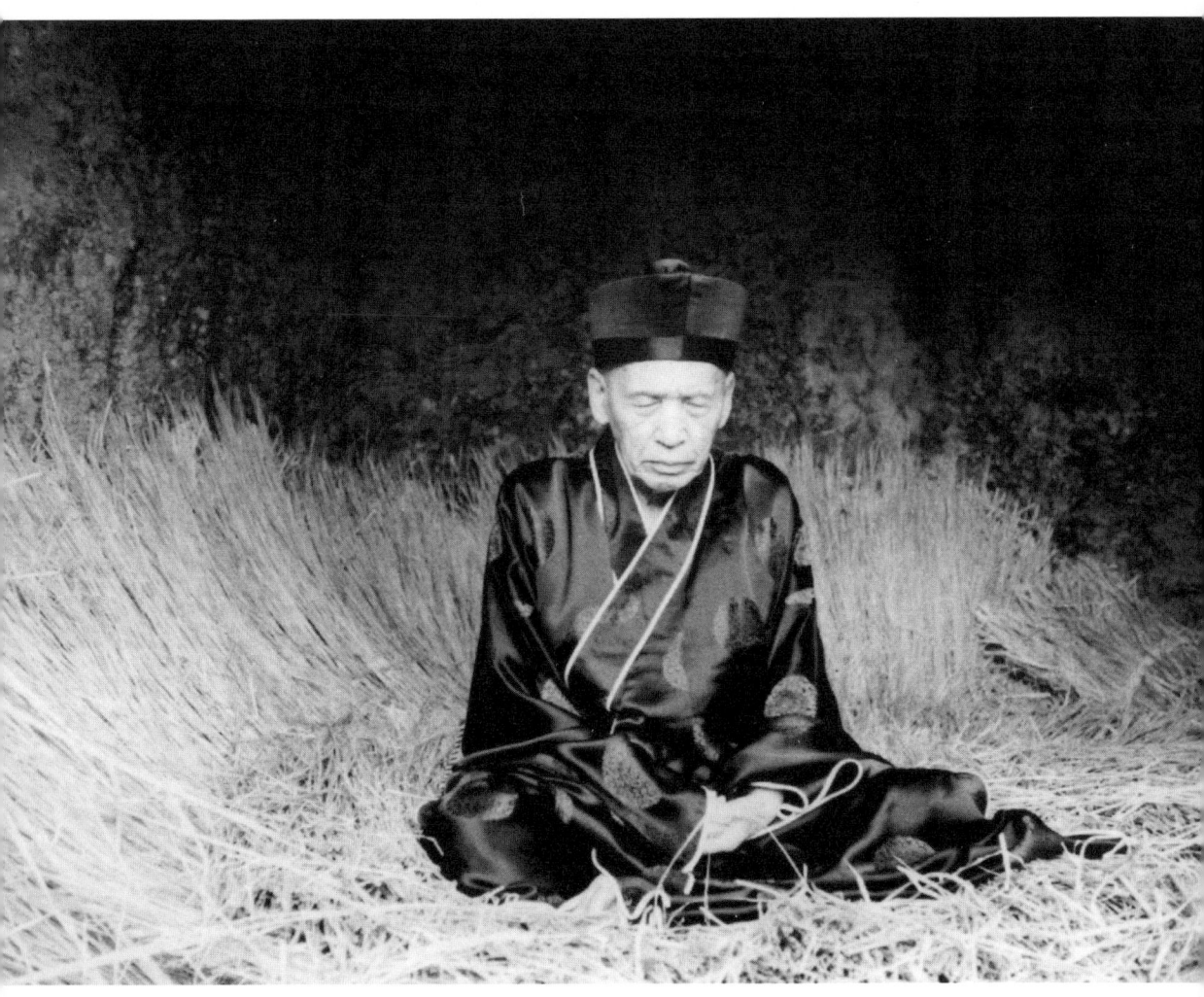

Der Autor während der Meditation

EINFÜHRUNG

Vor ungefähr fünf Jahren traten Hayashima Daisensei, seine Frau Myozui
Sensei und seine Tochter Myocho Sensei in mein Leben. Ich sage deshalb, sie
«traten in mein Leben», weil sie an
mich herangetreten waren, um sich in
einer internationalen Geschäftsangele-
genheit Rat zu holen (zu der Zeit hatte
ich eine Beratungsfirma in Tokio). Seit
damals hat sich vieles verändert. Ich
habe den Beruf gewechselt, und statt
ihnen eine Ratgeberin zu sein, gehöre
ich jetzt zu den Schülern, die sie in Do-
In unterrichten. Ich betone ausdrück-
lich, daß ich eine Schülerin bin, die
noch am Anfang steht, und gebe offen
zu, daß ich ziemlich lange brauchte, bis
ich begriff, welche Wohltaten die Lehren von Daisensei bewirken konnten.
Obwohl ich schon ungeheuer viel von
Do-In profitiert habe, weiß ich genau,
daß ich nicht mehr als die ersten
Schritte auf dem Weg zu einem glück-
licheren und gesünderen Leben getan
habe.

Die Geschichte von den zwei Festen

Als ich das erste Mal Daisenseis Rat
suchte, war ich im Rahmen meiner Be-
ratertätigkeit in eine üble Angelegenheit verwickelt – eine Konfliktsituati-
on, in der es um Betrug, Niedertracht
und Intrigen ging. Noch nie zuvor hatte ich meine Fähigkeit, die richtige
Entscheidung zu treffen, so sehr in
Zweifel gezogen. Ich hatte keine Ah-
nung, was ich tun sollte, und dabei
mußten viele Entscheidungen getroffen
werden, um nicht nur mich, sondern auch meine Geschäftspartner und
Klienten zu schützen. Ich beschrieb
Daisensei diese verfahrene Lage so gut
ich konnte, gab zu, daß ich ratlos war,
und wartete auf seine Reaktion.

An jenem Tag sagte er mir drei Dinge, die ebenso einfach wie tiefgrün-
dig waren. Eines davon möchte ich an
Sie weitergeben. Daisensei erzählte, es
gäbe alljährlich zur selben Zeit je ein
Fest in zwei benachbarten Bezirken.
Das eine würde abgehalten, um einen
«Sieg» zu feiern, das andere «zur Vorbereitung eines Krieges». Bewohner beider Bezirke waren bei jedem der Feste

15

willkommen. Jedes Jahr entschied sich etwa die Hälfte der Leute für das Fest unter dem Motto «Kriegsvorbereitung», und die andere Hälfte ging zur «Siegesfeier». Wenn auch ich wählen könnte, fragte mich Daisensei, zu welchem Fest würde ich wohl gehen?

Ich muß zugeben, daß ich − neben anderen Dingen, die er an diesem Tag sagte − nicht verstand, wie diese Geschichte mir bei meinen unmittelbaren Problemen helfen könnte. Mir schien es mehr als klar, daß jeder vernünftige Mensch zu der Siegesfeier gehen würde. Wer geht schon freiwillig zu einer Veranstaltung, auf der ein Krieg vorbereitet werden soll? Ich erklärte, ich würde zur Siegesfeier gehen wollen, und Daisensei nickte zustimmend. Das war alles. Und drei Jahre lang sprachen wir nicht mehr darüber.

Es bedurfte eines Zeitraumes von drei Jahren und einer Menge körperlichen Schmerzes, bis mir klar wurde, daß ich regelmäßig die Kriegsvorbereitung wählte. Ständig befand ich mich in der Vorbereitung auf irgendeine Schlacht und warf mich gelegentlich in

Gefechte, um kampfbereit und wachsam zu bleiben. Tatsache war, daß ich mir selbst etwas vormachte, wenn ich glaubte, ich würde die Siegesfeier wählen. Als ich schließlich gelernt hatte, auf meinen Körper zu hören, belehrte er mich eines Besseren.

Dies ist eine der wichtigsten Lehren, die uns Do-In vermitteln kann − der Körper läßt sich nicht täuschen. Sobald du einen störungsfreien Kommunikationskanal eingerichtet hast (durch den ungehinderten Fluß des Ki), läßt dich dein Körper wissen, welche Entscheidungen für dich richtig sind, und protestiert heftig, wenn du einen zerstörerischen Weg einschlägst.

Auf den Körper hören, mit dem Körper hören

Während ich dies schreibe, halte ich von Zeit zu Zeit inne, um mit meinem Körper Zwiesprache zu halten. Obwohl ich deutliche Fortschritte gemacht habe, finde ich immer noch verräterische Anzeichen von Kriegsvorbereitung. Ich spüre es in meiner linken Schulter, im Rücken und im

Nacken. Logischerweise ist es schlimmer, wenn ich über längere Zeit unter starkem Streß stehe. Da ich augenblicklich in Japan als Personalberaterin arbeite – eine Profession, die auch mit dem martialischen Namen «Headhunter» (Kopfjäger) bezeichnet wird –, eröffnet mir meine Rolle als «Jäger» viele Möglichkeiten, Schlachten zu schlagen.

Aber ich beabsichtige keinesfalls, den Rest meines Lebens zu dem Fest mit den Kriegsvorbereitungen zu gehen. Ich gebe offen zu, daß ich mich danach sehne, an der Siegesfeier teilzunehmen. Wenn mein Körper rein, geschmeidig und frei von Schmerzen und Krankheiten ist, dann weiß ich, daß ich den Sieg feiere.

Als ich mich einige Zeit, nachdem Daisensei mir die Geschichte der beiden Feste erzählt hatte, auf dieses Abenteuer einzulassen begann, hatte ich den Kontakt zu meinem Körper völlig verloren und unterdrückte den täglichen Schmerz und das Unbehagen. Daisensei und seine Tochter Myocho Sensei fragten mich häufig: «Wie geht es deinem Körper heute? Fühlt er sich wohl?» Verständnislos hörte ich diese Frage. Meinem Körper ging es gut, ich fühlte gar nichts und wunderte mich nur, worüber sie eigentlich sprachen. Zwar hatte ich manchmal Kopfschmerzen, Nebenhöhlenprobleme und Verdauungsstörungen, gegen die ich dann irgendwelche rezeptfreien Medikamente nahm. Wenn ich richtig krank wäre, würde ich zum Arzt gehen, mir Ruhe gönnen und mir etwas verschreiben lassen. Was verstanden sie also unter einem Körper, der sich wohl fühlt?

Im Verlauf eines Jahres ereigneten sich eine ganze Reihe Dinge, die mir die Augen dafür öffneten, was sie gemeint hatten. Ich begann zu begreifen, daß in meinem Körper ein ungeheures Maß an Schmerz vorhanden war. Massagen konnten mir die Tränen in die Augen treiben, meine inneren Augenwinkel waren häufig gerötet, ich hatte eine Art Kribbeln im rechten Fuß und konnte immer weniger Nahrung zu mir nehmen. Und als ein hartnäckiger Schmerz meine Hände befiel und sie so steif wurden, daß ich nicht mehr fähig

17

war, den Computer zu bedienen, konnte ich der Erkenntnis nicht mehr ausweichen: Mein Körper fühlte sich offensichtlich nicht wohl und forderte, daß ich davon Notiz nahm.

In Panik suchte ich die unterschiedlichsten Ärzte auf und bekam etwas zu hören über Krebs, neurologische Störungen und eine Menge anderer schrecklicher Krankheiten. Nach einer Reihe von Tests stellte sich heraus, daß mir bisher nichts wirklich Ernstes fehlte. Ich war erschöpft, und mein Körper brauchte Ruhe und Zeit, um heilen zu können. Offensichtlich hatte sich das Leben, das ich geführt hatte, auf mein ganzes Sein zerstörerisch ausgewirkt.

Dabei ist es so, daß ich von den üblichen Lastern eigentlich frei bin. Weder rauche ich, noch trinke ich oder esse im Übermaß. Und ich treibe regelmäßig Sport. Mein größter Fehler ist wahrscheinlich meine Arbeitsüberlastung oder, genauer gesagt, meine extreme Fixierung auf die Arbeit. Aber was konnte ich dagegen tun? Meinen Job aufgeben, Tokio und der Welt der Headhunter den Rücken kehren und mir einen freundlicheren und sanfteren Ort suchen? Sie können mir glauben, daß ich das ernsthaft in Erwägung zog und schon einen Fluchtplan fertig hatte. Aber irgendwie schaffte ich es nicht, ihn auszuführen. Ich wußte, ich hatte eine wichtige Lektion zu lernen, und ein Davonrennen würde dieses Lernen nur verzögern. Statt dessen entschied ich mich, den Bedürfnissen meines Körpers vollkommen nachzugeben (was mir nicht schwerfiel, da ich so müde war, daß ich kaum noch die Energie hatte, irgend etwas zu tun). Ich war fest entschlossen zu lernen, meinem Körper in Demut und Achtung zuzuhören.

Der Nebel begann sich zu lichten, denn ich erkannte, daß es beim Do-In genau darum ging. Obwohl ich seit mehreren Jahren die Körperbewegungen des Do-In kannte – durch Lektüre und Seminare –, begann ich erst jetzt zu begreifen, daß diese einfachen Bewegungen darauf zielten, mit dem Körper einen freundschaftlichen Dialog aufzunehmen. Ich begann damit, täglich sieben Übungen auszuführen,

18

und fügte mit der Zeit noch weitere hinzu. Heute kann ich mit gutem Recht sagen, daß ich guten Kontakt zu meinem Körper habe, und wenn ich ihm bewußt zuhöre, dann läßt er mich wissen, ob er sich wohl fühlt oder nicht. Fühlt er sich unbehaglich, dann weiß ich, daß etwas nicht in Ordnung ist: Meist bin ich dann gerade dabei, mich auf eine sinnlose und selbstzerstörerische Schlacht vorzubereiten.

Ich habe nicht nur gelernt, auf meinen Körper zu hören, sondern ich bekomme langsam auch ein Gefühl dafür, was es bedeutet, *mit* dem Körper zuzuhören. Wenn das positive Ki des Körpers frei fließt, ergeben sich gute Entscheidungen ganz von selbst. Mit anderen Worten, man kann mit seinem Körper erfühlen, welches die beste Handlungsweise ist – eine Art Zuhören mit dem Körper.

Wir alle kennen Zeiten, in denen unser Timing perfekt war, in denen wir instinktiv wußten, was zu tun war, danach handelten und Erfolg hatten. Egal ob beim Sport, in geschäftlichen Angelegenheiten oder bei familiären Problemen. Im Verlauf des letzten Jahres habe ich für mich herausgefunden, daß dies nichts mit Glück oder geistiger Bereitschaft zu tun hat. Das Wichtigste dabei ist, positives Ki zu haben, und dann erleben wir diese Zeiten und Erfolge deutlich häufiger. Glücklicherweise ist es möglich, positives Ki zu pflegen und zu entwickeln. Manche Menschen scheinen das instinktiv richtig zu machen. Andere Menschen, die so wie ich ihren Instinkt unterdrückt haben, lehrt Do-In viele einfache Wege, Ki zu entwickeln. Dazu braucht man nur Hingabe und ein bißchen Zeit. Zweimal täglich verbringe ich etwa zehn Minuten mit Do-In-Übungen und habe davon ungeheuer viel profitiert. Wenn mein Körper mir sagt (und ich bereit bin, ihm zuzuhören), daß das nicht genug ist, nehme ich mir auch mitten am Tag Zeit dafür, eine oder zwei Übungen durchzuführen. Das gibt mir immer neuen Schwung und lenkt den Strom des Ki in eine positivere Richtung.

Ich gebe zu, daß ich nicht immer darauf höre, was mein Körper mir sagt, und ohne Zweifel ist das ein Fehler von mir. Ich spüre genau, wenn mein Ki blockiert oder auf irgendeine Weise negativ ist, und wenn ich dennoch diesen Weg weitergehe, führt das immer auf die eine oder andere Weise zu einem Mißerfolg. Das kann bei mir eine Meinungsverschiedenheit mit einem Kollegen sein, eine falsche Entscheidung in einer geschäftlichen Angelegenheit, Unwohlsein, weil ich etwas gegessen oder getrunken habe, was zu dieser Zeit für mich nicht gut war, oder selbst etwas so Triviales wie ein Stolpern beim Treppengehen. In solchen Situationen wäre ich entschieden besser dran, würde ich innehalten, tief durchatmen und dem Ratschlag meines Körpers folgen.

Obwohl ich Do-In ursprünglich aufgenommen hatte, um Streß abzubauen und mich von Schmerzen zu befreien, brachte es mir noch eine zusätzliche positive Wirkung. Eine der Bewegungen des Do-In, die ich praktiziere, heißt *Anpuku* und fördert die Verdauung und Ausscheidung (s. S. 109). Seit zehn Monaten führe ich diese Übung täglich durch, und mit der Zeit bemerkte ich, daß sich die Fettröllchen um meine Taille allmählich reduzierten. Dabei habe ich meine Ernährung nicht bewußt umgestellt und treibe sogar etwas weniger Sport als früher. Ich hatte mich damit abgefunden, mit diesen Fettröllchen zu leben, da sie mich seit meiner Kindheit begleiteten und weder Diäten noch Sport ihnen etwas anhaben konnten. Nun, jetzt sind sie fast verschwunden – einfach so.

Die Freuden eines Sake-Bades

Eine der angenehmsten Übungen des Do-In, um Gesundheit, Jugendlichkeit und positives Ki zu fördern, ist das Sake-Bad. In den letzten sechs Monaten habe ich mindestens ein Sake-Bad pro Tag genommen und werde damit auch nicht aufhören – auch nicht auf Reisen. Ich begann damit als Teil der Lektion «Auf den Körper hören» und setze es fort, weil es so wirkungsvoll positives Ki fördert und den Körper von schädlichem Ki befreit, ganz abgesehen von der wunderbaren Sinneserfahrung, die es bietet.

20

Ich gehörte zu den Menschen, die so gut wie nie ein richtiges Bad nahmen. Wer hatte schon Zeit für so etwas? Eine Dusche ging viel schneller und einfacher. Inzwischen werden Sie gemerkt haben, daß hier eine Verbindung zu den beiden Festen besteht – wenn man sich auf einen Krieg vorbereitet, bleibt einem wenig Zeit für ein Bad. Wenn Sie sich zu einem täglichen Sake-Bad entschließen, können Sie dies als Zeichen sehen, daß Sie auf dem besten Wege sind, zur Siegesfeier zu gehen.

Gerade weil mein Körper dieses Bad so sehr genießt, mag ich die wohltuenden Wirkungen nicht rational ergründen. Dennoch bin ich, seit ich mit diesem Brauch begonnen habe, auf mehrere Artikel verschiedenster Herkunft gestoßen, die die wohltuenden Wirkungen des Bades wissenschaftlich damit erklären, daß die Wärme den ganzen Körper durchdringt und die Blutzirkulation anregt. Wenn ich aus dem Bad steige, bin ich meist am ganzen Körper rosig.

Am liebsten ist mir das Hiba-Zake-Bad, und ich nehme immer etwas Hiba-Zake in Puderform mit, wenn ich auf Reisen gehe. Das mag ausgesprochen extravagant klingen, aber man sollte sich dies gönnen – es ist es wert. Mit dem verbesserten Ki, das man dadurch erlangt, werden Sie sicher das Einkommen erzielen können, das Sie brauchen, um den Sake bezahlen zu können.

Wie Daisensei vor einiger Zeit einmal zu mir sagte: «Nehmen Sie jeden Tag ein Sake-Bad. Es wird Ihr Leben verändern.» Er hatte recht. Das Sake-Bad hat mein Leben verändert und tut es weiterhin – in vielerlei Hinsicht.

Deborah Wetmore

21

Kapitel Eins

Die taoistische Kunst
des Atmens

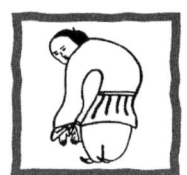

Der Mann, der auf allen vieren geht

Ich habe einen Bekannten, der eine ganz spezielle Art der Gesundheitsvorsorge entwickelt hat: Er geht zu Hause auf allen vieren. Obwohl er schon über achtzig ist, sind seine Beine und sein Rücken genauso kräftig, als gehörten sie einem jüngeren Mann. Vor vielen Jahren hatte ihm jemand erzählt: «Der menschliche Körper hat sich noch immer nicht an den aufrechten Gang angepaßt, deshalb bedeutet dieser für den Körper eine so große Anspannung, daß dabei den unterschiedlichsten Krankheiten Tür und Tor geöffnet wird.» Von jenem Tag an ging er zu Hause immer auf allen vieren.

Der taoistische Begriff *Dao-Yin* (auf japanisch *Do-In* – ein Ausdruck, den ich in Zukunft benutzen werde, da er mir der vertrauteste ist) ist nicht einfach zu erklären. Die Bewegungen des Do-In werden so manchem wie gewöhnliche gymnastische Übungen vorkommen, während die komplizierteren vielleicht dem Yoga ähneln mögen. Am besten kann man die Kunst des Do-In damit beschreiben, daß es Vögel und andere Tiere zu imitieren versucht. Deshalb beginne ich das Kapitel mit dem alten Mann, der auf allen vieren geht, denn er ist ein ideales Beispiel für diese Nachahmung: Ein Mensch, der nicht das Geringste über Do-In weiß und es dennoch in seiner elementarsten Form anwendet, um seine Gesundheit und seine Jugendlichkeit zu bewahren. Aus genau solchem Experimentieren hat sich wahrscheinlich diese Kunst vor über fünftausend Jahren in China erstmalig entwickelt.

Ein Geheimrezept zur Verjüngung aus dem alten China

Fünftausend Jahre lang war die Kunst des Do-In Chinas größtes Gesundheitsgeheimnis. Nach langem Forschen und Ausprobieren habe ich einen Weg entwickelt, diese Lehren den Menschen von heute nahezubringen, den ich für den erfolgversprechendsten hal-

25

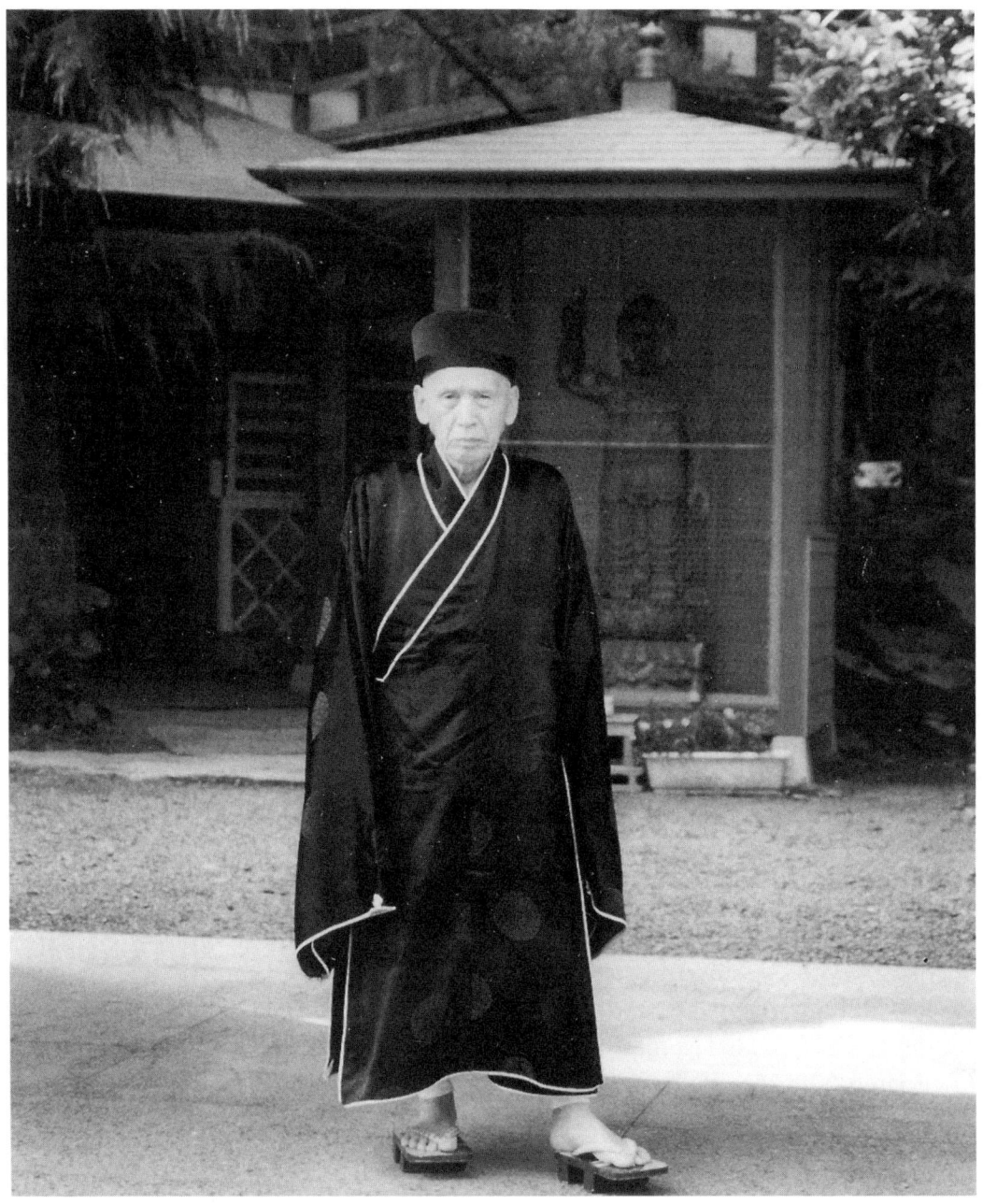

Der Autor in der Zentrale des Nihon Dokan

te. Im Grunde genommen ist Do-In ein Werkzeug, um jugendliche Vitalität zu bewahren und wiederzugewinnen. Wenn man es anwendet, kann man eine Reihe von körperlichen und seelischen Ungleichgewichten und Krankheiten heilen.

Sobald wir etwa zwanzig geworden sind, beginnen wir zu altern. Die Haut verliert an Frische und Elastizität. Es fällt uns schwerer, Treppen zu steigen. Unsere Beine und unser Rücken beginnen zu schmerzen, und wir haben nicht mehr so viel Schwung. Von richtiggehenden Krankheiten abgesehen, nehmen wir dies hin als unvermeidliche Nebenerscheinungen des Älterwerdens, und bisher hat die Schulmedizin noch so gut wie keine Mittel dagegen gefunden. Es wird als unumstößliche Tatsache hingenommen, daß es keinen Jungbrunnen gibt. Doch durch die Übungen des Do-In ist es möglich, die jugendliche Lebenskraft nahezu unbegrenzt zu bewahren. Ja, es ist mitunter sogar möglich, das Rad der Zeit buchstäblich zurückzudrehen und einen alten Körper wieder jung zu machen.

Als ich vor dem Zweiten Weltkrieg in China war, hatte ich Gelegenheit, Meistern des Taoismus dabei zuzusehen, wie sie Do-In praktizierten. Natürlich haben sie mich nicht im eigentlichen Sinn unterrichtet, doch ich durfte ihnen zusehen, und es hing von mir ab, was ich daraus machte. Besonders überraschte mich die jugendliche Erscheinung der Frauen in diesem Übungszentrum. Sie alle hatten sich dem Ziel verschrieben, sich im Do-In zu vervollkommnen, und alle schienen etwa zwanzig Jahre alt zu sein. Jedoch erfuhr ich später, daß keine von ihnen unter Fünfzig war. Do-In bewahrt die natürliche Jugendlichkeit des Körpers und verhindert, daß er altert. Dies gilt natürlich auch für Männer; so ist es möglich, daß Sie einen Mann fürnicht älter als dreißig halten, und es sich dann herausstellt, daß er schon siebzig ist. Vor einigen Jahren hat der bekannte japanische Sänger Sada Masashi in einem Interview für eine Zeitschrift erzählt, daß er während einer Reise nach China einen taoistischen Übungstempel besuchte. Dabei hob er besonders hervor, daß die Menschen, die dort Do-In praktizierten, alle gut über hundert Jahre alt waren.

Im alten China bezeichnete man jene, die mit der Natur in Einklang leben wollten, als Taoisten oder «Schüler des Weges», eine Lebensweise, die ihre Wurzeln in der Philosophie des Laotse hat. Dessen Anhänger unterscheiden sich erheblich von den Anhängern des Konfuzius, einem Philosophen, der genaue Vorschriften darüber aufgestellt hat, wie ein Mensch sein Leben führen sollte. Im Gegensatz dazu glauben die Taoisten – die dabei dem Denken Laotses folgen –, daß die höchste Lebensstufe jene ist, in der Körper und Geist in Einklang mit ihrer natürlichen Bestimmung handeln dürfen. Sie glauben, daß Krankheit und Altern entstehen, wenn ein Element des täglichen Lebens in Gegensatz zur Natur steht, und wenn man dieses Element in Ordnung brächte, würden sich die Krankheiten selbst heilen und weitere vermieden. Auf diese Weise, so dachte man, könne man ein hohes Alter erreichen und dabei jugendlich und glücklich leben.

Genaugenommen wurde diese Philosophie nicht von Laotse allein entwickelt. Sie war vielmehr das Ergebnis alten chinesischen Denkens, das sich schon lange bevor Laotses Schriften erschienen entwickelt hatte. Diese Vorstellungen wurden später systematisiert und einer bestimmten Quelle zugeschrieben, die uns heute als Laotse bekannt ist, der nicht eine echte Person war, sondern das Symbol eines gesamten intellektuellen Systems.

Auf der Grundlage der Ideale von Laotse suchten die Taoisten ständig nach Methoden, die eigentliche Wesensnatur des Körpers zu bewahren. Eine der Techniken, die die frühen Taoisten einsetzten, war, die Gewohnheiten der Tiere in freier Wildbahn zu beobachten. Dabei machten sie drei grundlegende Entdeckungen:

1. Der Körper eines Tieres bewegt sich niemals ausschließlich in eine Richtung, es gibt immer eine gleichzeitige Gegenbewegung.

2. Tiere setzen eine besondere Atemtechnik ein (beispielsweise atmen

Schildkröten, bevor sie ins Wasser gehen, so tief wie möglich, wobei sie ihren Kopf weit zurücklegen).

3. Tiere fallen unseren Krankheiten kaum zum Opfer. In ihrer natürlichen Umgebung bekommen Tiere beispielsweise keine Erkältungen oder Durchfall, noch altern sie in der Weise, wie wir es tun. Wenn sie das Ende des Lebens erreichen, dann trocknet der Brunnen des Lebens einfach aus.

Würden auch wir uns wie die Tiere bewegen und atmen, so dachten die Taoisten, könnten auch wir Krankheiten vermeiden und unsere Jahre in Gesundheit verbringen. Um das zu erreichen, experimentierten sie Jahrtausende an sich herum und entwickelten eine Reihe von Techniken. Diese geheimen Rezepte für ein langes Leben wurden mündlich weitergegeben. Und das Ergebnis dieser Jahrtausende des Experimentierens ist die Methode des Do-In. Seine Stärke liegt darin, daß es nicht das Werk von zwei oder drei Leu-

ten ist, sondern der Kulminationspunkt von fünftausend Jahren des Ausprobierens durch viele tausend Menschen.

Als die Taoisten der Frage nachgingen, was das Wichtigste sei, wenn man ein Leben im Einklang mit dem Rhythmus der Natur leben wollte, stießen sie auf das zentrale Konzept von *Qi* (auch *Chi* oder *Ki* genannt). Im Do-In verwenden wir den japanischen Ausdruck *Ki*. Die Entdeckung des Ki trug viel zur Entwicklung der Kunst des Do-In bei. Im folgenden werde ich es detailliert beschreiben.

DEN KÖRPER REINIGEN DURCH ATMUNG UND BEWEGUNG

Nach der Lehre vom Ki ist die Ursache von Krankheit oder Altern die Ansammlung von schädlichem Ki. Um den Körper von diesem schädlichen Ki zu befreien, muß man beim Atmen die *Tsubos* – Punkte entlang des inneren Meridians, der das Ki durch den Körper leitet – stimulieren. Tiefes Atmen entfernt Abfallprodukte und Kohlendioxyd aus dem System und reichert gleichzeitig das Blut mit frischem Ki (das man mit Sauerstoff gleichsetzen könnte) an. Entnimmt man das Blut dem Körper, ist es einfach nur Blut und nicht mehr, aber solange es im Körper kreist, verbindet es sich mit dem Ki und wird als «ki-reiches Blut» bezeichnet. Entsteht im Körper ein Ungleichgewicht durch Kälte oder Müdigkeit, kommt der Blutfluß in den inneren Organen und Gelenken zum Stillstand. Und an den Stellen, an denen das alte, schlechte Blut gestockt hat, kann kein frisches Blut zirkulieren, und so entwickeln sich dort Krankheiten oder Anzeichen des Alterns. Ein Beispiel dafür sind Rückenschmerzen.

Frisches Blut ist rot und rein. Schlechtes Blut ist schwarz, träge und zähflüssig. Wenn das schlechte Blut die Gliedmaßen erreicht, kommt es in den Kapillaren zum Stillstand, wodurch seine gesundheitsschädliche Wirkung noch gesteigert wird. Um den Körper von diesem alten Blut zu befreien, gibt es nur die Möglichkeit, mit frischem Blut zu reinigen. Aber das ist schwierig,

wenn das alte, zähflüssige Blut das Kapillarnetz zerstört hat. Und kann dieses schlechte Blut nicht ausgeschieden werden, wird der Zustand des Blutes immer schlechter – ein Teufelskreis.

Eines der Ziele des Do-In ist es, durch langsames Atmen und wirkungsvolle Muskelbewegungen die Zirkulation des ki-reichen Blutes anzuregen. Indem man mit solchen Übungen alle Teile des Körpers stimuliert, veranlaßt man das stockende, schlechte Blut und das schädliche Ki, durch die Lungen und die Haut herauszufließen, oder es wird in den Nieren gereinigt und als Abfallprodukt ausgeschieden. Und so heilt die Technik des Do-In Krankheiten und verhindert das Altern. Gelangt frisches Ki in die Zellen, bewirkt das eine Verjüngung. In der medizinischen Fachliteratur heißt es, daß der Körper sieben Jahre braucht, um alle seine Zellen zu erneuern, doch mit Hilfe des Do-In werden sie sofort wiederbelebt. Patienten über Fünfzig mit Rheumatismus oder Kropf, die zu mir kommen, können in einer Woche buchstäblich zehn Jahre jünger werden. Nicht nur die Zellen müssen sich verjüngen, sondern auch das Blut, die Haut, die Muskeln und die Knochen. Durch die Technik des Do-In wird das gestaute schädliche Ki entfernt und das Blut gereinigt. Dies wiederum reinigt die Knochen, die Zellen und die Haut mit dem Ergebnis, daß Erschöpfungszustände sofort verschwinden und nicht wieder auftauchen.

WIE ICH LEITER DER LUNG-MEN-SCHULE DES TAOISMUS WURDE

Ich möchte Ihnen eine Geschichte erzählen, die ein Licht auf die Wirksamkeit der Technik des Do-In wirft. Es geschah, als ich 1969 nach Taiwan reiste. Ein Mann namens Cheng Yongsheng suchte mich in meinem Hotel auf. Er war Würdenträger der taoistischen Vereinigung Si Han Tian Shi Fu («Büro des Himmlischen Meisters, der der Han-Dynastie Beistand leistete»), und viele japanische Schüler des Taoismus waren von ihm unterwiesen worden. Er hatte von mir gehört durch Kubo Noritada, einen japanischen Gelehrten des Taoismus an der Universität in Tokio. Er erzählte mir, daß die Ehefrau des Leiters einer bestimmten japanischen Bank krank sei. Sie könne nicht mehr gehen, leide unter Inkontinenz, und man befürchte, daß sie geistig immer verwirrter werde. Sie fragten mich, ob ich ihr mit Do-In helfen könne.

Ich wußte sofort, daß ich ihre körperlichen Beschwerden bessern konnte, war aber nicht in der Lage, ihren psychischen Zustand einzuschätzen, bevor ich sie gesehen hatte. In Japan hatte ich erfolgreich bei Neurosen und manischen Depressionen gearbeitet, aber mir war klar, daß es aufgrund meiner begrenzten chinesischen Sprachkenntnisse sehr schwierig werden würde ihr zu helfen, wenn sie tatsächlich unter psychischen Problemen litt. Aber die Art und Weise, in der sie sich verbeugte, als wir einander vorgestellt wurden, sagte mir, daß ihr psychischer Zustand nicht das eigentliche Problem war, und so stimmte ich zu, mit ihr zu arbeiten. Nach drei Tagen Unterweisung in Do-In konnte sie wieder gehen und konnte auch die Toilette wieder selbständig aufsuchen.

Bald hörten andere von der schnellen Wirksamkeit meiner Do-In-Behandlungen, und eines Tages wurde ich von einem Freund von Herrn Chen aufgesucht. Sein Name war Jiang Jiajin. Er war der Führer der *Lung-men-*(Drachentor-)Schule des Taoismus, eine der Institutionen, an denen Do-In gelehrt wird. Er hatte den Bankier getroffen und den Erfolg meiner Behandlung der Ehefrau gesehen, und so hatte er darum gebeten, mir vorgestellt zu werden. Herr Jiang gestand mir, daß er zwar der zwölfte Leiter der Lung-men-Schule sei, dennoch aber in den Praktiken des Do-In nicht so versiert sei wie ich. Er bot mir an, mir alles beizubringen, was er über diese Kunst wußte, und mich dann zu seinem Nachfolger, also zum dreizehnten Leiter der Schule zu machen. Obwohl Do-In ursprünglich in China entwickelt worden war, gibt es heute nur noch wenige Taoisten, die diese Kunst in China ausüben,

was die Do-In-Techniken sehr eingeschränkt hat. Herr Jiang hoffte daher, ich würde die Schule übernehmen, damit die Kunst in ihrer ganzen Spannweite weitergegeben werden konnte. Ich nahm das Angebot an und wurde zum offiziellen dreizehnten Meister der Schule. Ich war der erste Ausländer, der diese Position innehatte, eine Ehre, die mir zuteil wurde, weil die Techniken des Do-In, die ich wiederbelebt hatte, von dieser chinesischen taoistischen Institution als legitim und orthodox anerkannt wurden.

Mit Ende Zwanzig war ich während des Krieges als Soldat nach China gegangen. Sooft ich die Zeit dazu fand, besuchte ich konfuzianische Schreine und taoistische Tempel, und, wie ich bereits erwähnte, ich lernte über Do-In soviel ich konnte von den Anhängern, wenn sie ihre Übungen machten, spielte mit den Kindern und lehrte sie die chinesischen Schriftzeichen.

Ich wurde in Kueilin verwundet und kehrte nach Japan zurück, wo ich in Tokio auf den Werften arbeitete. Zu jener Zeit studierte ich Aiki-jutsu (ein

32

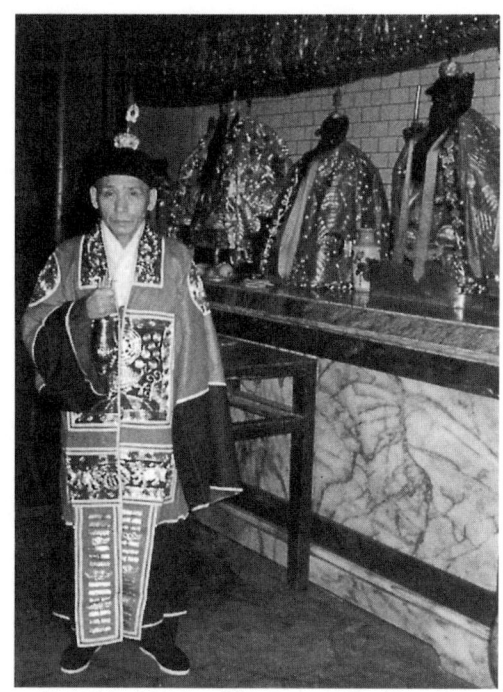

Das Bild zeigt den Autor ungefähr zu der Zeit, als er dreizehnter Meister der Lung-men-Schule und Ratgeber des Si Han Tian Shi Fu in Taiwan wurde.

Vorläufer von Aikido) und Karate. Sobald ich mir in den Kampfkünsten einen gewissen Ruf erworben hatte, machte man mich zum Sonderleibwächter des Oberkommandos, und ich wurde mit dreißig anderen Speziali-

sten nach Südostasien abkommandiert. Zwei Jahre lang ging ich in dem gefährlichen Leben eines Leibwächters auf, übte mich in den Kampfkünsten und nahm an Wettkämpfen mit anderen Leibwächtern teil. In Thailand lernte ich auch die ausgesprochen gewalttätige Technik des Thai-Kickboxens kennen.

Da ich Aiki-jutsu, Do-In und Taoismus studiert hatte, konnte ich nach dem Krieg an der Polizeiakademie unterrichten. Zu meinem Spezialgebiet gehörten auf dem Aiki-jutsu basierende Techniken der Festnahme. Aiki-jutsu beinhaltet auch Atemtechniken und gibt dem Ausübenden größere Energien durch einen verbesserten Fluß des Ki, und so konnte ein Polizist, der an Kopf- oder Rückenschmerzen litt, sogar feststellen, daß während des Übens von Festnahmetechniken seine Beschwerden vergingen.

Mit Fünfzig begann ich, den Unterricht in dem von mir entwickelten Stil des Do-In einem breiteren Publikum anzubieten. Ich eröffnete in der Stadt Kamakura eine Schule, die nicht nur

33

über einen Übungsraum für den Gruppenunterricht verfügte, sondern auch über einen Bereich, der für Untersuchung und Behandlung reserviert war. Auch hielt ich öffentliche Vorträge, trat im Fernsehen auf und war erfolgreich als Autor.

Nachdem ich das erforderliche Zertifikat als Kampfkunst-Ausbilder erhalten hatte, reiste ich ein halbes Jahr lang durch Europa. Später bat man mich, an der Kampagne zur Popularisierung von braunem Reis teilzunehmen, die von George Osawa organisiert wurde. In dieser Funktion besuchte ich Frankreich, Deutschland, die Schweiz, die Niederlande und Belgien, wo die Zeitungen Berichte über meine Do-In-Techniken brachten. Augenzeugen waren beispielsweise völlig überwältigt, als sie sahen, wie Do-In als inoperabel geltende Krampfadern in wenigen Stunden zum Verschwinden brachte. Do-In wurde sogar als Wundermittel angesehen und erhielt viel Lob. 1980 eröffnete ich dann den *Nihon Dokan*, um dort Taoismus zu lehren, und seitdem habe ich dort immer Do-In unterrichtet.

WORIN SICH DO-IN VON ANDEREN GESUNDHEITSFÖRDERNDEN METHODEN UNTERSCHEIDET

Weltweit gibt es eine immense Zahl unterschiedlicher Ansätze zur Gesundheitsvorsorge, und es fällt einem wirklich schwer, sich für einen zu entscheiden, denn von allen heißt es, daß sie wirksam seien. An dieser Stelle möchte ich daher Do-In mit einigen anderen gesundheitsfördernden Methoden vergleichen.

Da ist zuerst Yoga, vielleicht der bekannteste Weg zur Gesundheit mittels Körperbewegung und einer, der in letzter Zeit immer populärer wird, besonders bei Frauen. Yoga war ursprünglich eigentlich gar nicht zur Gesundheitspflege gedacht, sondern ein Askeseprogramm, in dem der Adept seine körperlichen Grenzen austestete. Anders als Do-In besitzt Yoga nicht die Eigenschaften, um eine große Bandbreite von Krankheiten zu bekämpfen. Darüber hinaus erfordern die Yogahaltungen besondere Übung und eignen sich nicht für jeden.

34

Im Gegensatz dazu ist es das Ziel von Do-In, den Körper zu seinen natürlichen Grundlagen zurückzuführen, und daher erfordert es keine unnatürlichen oder schmerzhaften Bewegungen. Do-In mag zwar fordern, die Knie zu beugen, aber es besteht nicht darauf, daß jene, die das nicht können, so lange üben, bis sie es schaffen. Do-In wirkt auch dann, wenn der Übende die Knie nur so weit beugt, wie er es problemlos schafft. Und wenn die Knie ganz steif sind, dann kann man diese Übung durch eine andere ersetzen. Es gehört zu den wichtigsten Charakteristiken von Do-In, daß es unabhängig von Geschlecht oder Alter angewendet werden kann. Sogar Kinder können davon profitieren.

Sehr beliebt sind auch Gesundheitsprogramme, die auf einer speziellen Ernährung basieren, besonders die vegetarische Lebensweise oder die Beschränkung der Nahrungsaufnahme auf einen bestimmten Typ von Lebensmitteln. Natürlich stimmt es, daß eine vegetarische Ernährung das Blut reinigt, und es ist ebenso eine Tatsache, daß

dadurch Hautverfärbungen verschwinden können. Ich lernte einmal einen älteren Mann kennen, der sich schon länger vegetarisch ernährte, und ich war überrascht, wie gesund seine Haut aussah. Aber nachdem wir unser Gespräch beendet hatten und er aufstand, sah ich sofort, daß seine gebeugte Haltung und sein unsicherer Gang nichts Jugendliches an sich hatten. Hatte die vegetarische Ernährung seine Gesundheit wirklich entscheidend gefördert? Eine vegetarische Ernährung mag allerlei positive Wirkungen haben und für die äußere Erscheinung gut sein, aber sie kann nicht das Altern der Beine und inneren Organe verhindern. Ein Programm, das sich nur auf das Äußere konzentriert und nicht im Innern verjüngt, ist nicht der richtige Weg zur Gesundheit. Do-In hingegen ist ein solcher Weg. Dabei steht nicht die Nahrung im Zentrum; jede Ernährungsweise ist in Ordnung, solange sie ausgewogen und maßvoll ist. Do-In an sich wird die Gesundheit aufrechterhalten, egal welche Ernährung man bevorzugt.

35

Es gibt auch viele gesundheitsfördernde Methoden, die den Namen ihres Urhebers tragen. Davon mögen viele gewisse Vorzüge haben, aber sie werden alle von der Tatsache eingeschränkt, daß sie jeweils von einer einzigen Person entwickelt wurden und so von Natur aus in ihrer Perspektive begrenzt sind. Diese Ansätze mögen vielleicht funktionieren, solange Urheber und Anwender ähnliche körperliche Eigenschaften haben, aber sie schlagen fehl, wenn sie auf Menschen angewandt werden, auf die dieses Muster nicht zutrifft. Dagegen wurde Do-In im Verlauf von mehr als fünftausend Jahren unter Mitwirkung zahlloser Menschen entwickelt, und genau deshalb ist es universell anwendbar.

Auch bestimmte sportliche Aktivitäten wie Jogging sind in letzter Zeit zu beliebten Methoden geworden, die Gesundheit aufrechtzuerhalten. Aber ich halte es für problematisch, eine zeitlich begrenzte Steigerung von Kraft und Ausdauer mit einer Verbesserung der Gesundheit schlechthin gleichzusetzen. Denn, wie ich bereits erwähnte,

führt der Weg zur Gesundheit über die Verbesserung der Zirkulation des kireichen Blutes und der Ausscheidung des schädlichen Ki. Wenn man Sport treibt, produziert der Körper unnatürlich viele chemische Stoffe, die Erschöpfung zur Folge haben. Da aber sportliche Aktivitäten keinen besonderen Weg öffnen, um Abfallprodukte auszuscheiden, sammelt sich schädliches Ki allmählich an, und der Körper gerät aus dem Gleichgewicht. Athleten haben im Durchschnitt eine erstaunlich kurze Lebenserwartung. Selbst dem Körper von Olympiateilnehmern kann man die Spuren ihres harten Trainings für die Wettkämpfe hinterher ansehen. Es gibt für alles eine gesunde Grenze, und, wie das Sprichwort sagt, «zuviel ist genauso schädlich wie zuwenig».

KRANKHEITSERREGER LIEBER AUSSCHEIDEN ALS ZERSTÖREN

Do-In heilt Krankheiten, indem es den Körper wieder in seinen natürlichen Zustand bringt – ein ganz wichtiges

Merkmal dieser Kunst. Auf den natürlichen Zustand des Körpers legt Do-In den größten Wert und heilt, ohne diese Natur jemals zu bekämpfen. Dieser Ansatz wird auch von anderen östlichen Heilmethoden vertreten. Die westliche Medizin dagegen – das, was man heute als moderne Medizin bezeichnet – kämpft gegen die Natur an und heilt, indem sie sie verändert.

Nehmen wir als Beispiel die Lungentuberkulose. Während die moderne Medizin versucht, die Krankheit zu heilen, indem sie die Aktivitäten des Erregers unterdrückt, sorgt Do-In einfach dafür, daß der Erreger aus dem System ausgeschieden wird. Das wird durch eine spezielle Atemtechnik erreicht, die die Zirkulation des ki-reichen Blutes stimuliert. Auf diese Weise werden die Blutgefäße in den Lungen angeregt und die Lungenfunktion wiederhergestellt. Den Erregern bleibt keine Möglichkeit, sich weiter zu vermehren, und so werden sie als Abfall ausgeschieden.

Die meisten Menschen füllen ihre Lungen nicht ausreichend mit Luft, und so kann das Ki in den Lungen nicht vollständig aufgefrischt werden. Das gibt den Bakterien die Chance, dort einzudringen und sich zu vermehren, was Funktionsstörungen und Krankheiten auslösen kann. Doch wenn das Ki in den Lungen regelmäßig aufgefrischt wird, können sich die Bakterien, selbst wenn es ihnen gelingen sollte einzudringen, nicht nur nicht vermehren, sondern sie werden auch ausgeschieden.

Tsubos – die Vitalpunkte des Körpers

Viele meiner Leser haben sicher schon von Meridianen gehört, jenen Linien, die sich durch den ganzen Körper ziehen, und auf denen die Punkte oder Knoten liegen, die *Tsubo* genannt werden. Beispielsweise ist der «Nierenmeridian» jene Linie, die alle Tsubos verbindet, die mit diesem Organ in Beziehung stehen. Diese Tsubos sind das, was man in den Kampfkünsten «Vitalpunkte» nennt, und wenn sie von einem Schlag getroffen werden, kann das Organe beschädigen, die dazu gar keine Beziehung zu haben scheinen. Wenn beispielsweise eine bestimmte Stelle im Fußgewölbe von einem Schlag getroffen wird, kann das zur Schädigung der Nieren führen, im Extremfall sogar den Tod bewirken. Aber anders als bei den Nerven ist der Meridian, der den Tsubo im Fußgewölbe mit den Nieren verbindet, unsichtbar. Er kann auch bei einer Sektion nicht entdeckt werden. Do-In wirkt durch die Stimulation dieser Meridiane, was wiederum den Fluß des ki-reichen Blutes wiederbelebt. Auch wenn das Konzept des ki-reichen Blutes nicht so bekannt ist wie die Meridianstimulation, so bestätigen die Meister des *Shiatsu* (wörtlich «Fingerdruck») doch seine Existenz mit ihrer Praktik, indem sie mit den Fingern Druck auf die Meridiane und die Tsubos ausüben.

Wenn man davon spricht, Krankheiten durch die Stimulation der Meridiane zu heilen, denken die meisten Menschen sofort an Shiatsu, Akupunktur und Moxibustion. Aber diese Ansätze unterscheiden sich in gewisser Weise vom Do-In. Beim Shiatsu drückt der Behandler mit seinem Daumen auf die Tsubos, bei der Akupunktur werden Nadeln hineingestochen, und bei der Moxibustion werden sie durch Wärme stimuliert. Die Methoden mögen sich zwar unterscheiden, doch bei all diesen Ansätzen werden die Tsubos entlang der Meridiane stimuliert. Do-In dagegen stimuliert die Meridiane indirekt, durch Muskelbewegung und spezielle Atemtechniken. Wie bereits vorher erklärt, verbessert Do-In durch den aufeinander abgestimmten Einsatz von Bewegung und Atmung den Fluß des ki-reichen Blutes, wodurch das schädliche Ki sofort aus dem Körper ausgeschieden wird. In dieser Hinsicht unterscheidet sich seine Wirkung deutlich von der des Shiatsu, der Akupunktur und der Moxibustion. Einmal beinhaltet Shiatsu kein Atemtraining. Daher wird dem System weder genügend frisches Ki zugeführt noch wird das schädliche Ki so vollständig eliminiert wie beim Do-In. Zweitens ist es ausgesprochen schwierig, die Tsubos von außen genau zu stimulieren. Aber da Do-In durch die Körperbewegung wirkt und darauf ausgerichtet ist, die Meridiane zu stimulieren, kann dies von jedermann ganz einfach und wirkungsvoll ausgeübt werden.

Wenn man dies alles bedenkt, versteht man leicht, warum Do-In einen viel höheren Wirkungsgrad hat als Shiatsu. Wenn jemand beispielsweise Shiatsumassagen gegen Schulterschmerzen bekommt, werden die Symptome vielleicht vorübergehend gelindert werden, aber am nächsten Tag wird die Schulter erneut schmerzen. Das liegt daran, daß das schlechte Blut nur für eine begrenzte Zeit herausmassiert wurde. Aber solange das ki-reiche Blut nicht stimuliert wird, wird sich das schlechte Blut mit der Zeit wieder ansammeln. Dagegen wird beim Do-In das schädliche Ki aus dem Körper vertrieben und das ki-reiche Blut neu belebt, was zur dauerhaften Heilung führt.

Wenn Sie Do-In erlernt haben, können Sie es jederzeit und an jedem Ort anwenden. Man braucht nicht zu ei-

nem Spezialisten zu gehen wie etwa beim Shiatsu, der Akupunktur und der Moxibustion.

DIE HEILSAME WIRKUNG DES DO-IN

Lassen Sie mich nun die charakteristischen Merkmale des Do-In nennen, das als Programm zur Erhaltung der Gesundheit, zur Behandlung von Krankheiten und zur Verjüngung eingesetzt werden kann:

1. Do-In ist nicht nur wirkungsvoll als Mittel gegen Erkrankungen und chronische Probleme, die auf die moderne Medizin nicht ansprechen, es kann auch den Körper verjüngen und ihn in einen verbesserten Gesundheitszustand versetzen.

2. Es beginnt sofort zu wirken. In manchen Fällen zeigen sich schon am Tag der ersten Anwendung Wirkungen. Selbst chronische Krankheiten können in kurzer Zeit positiv beeinflußt werden.

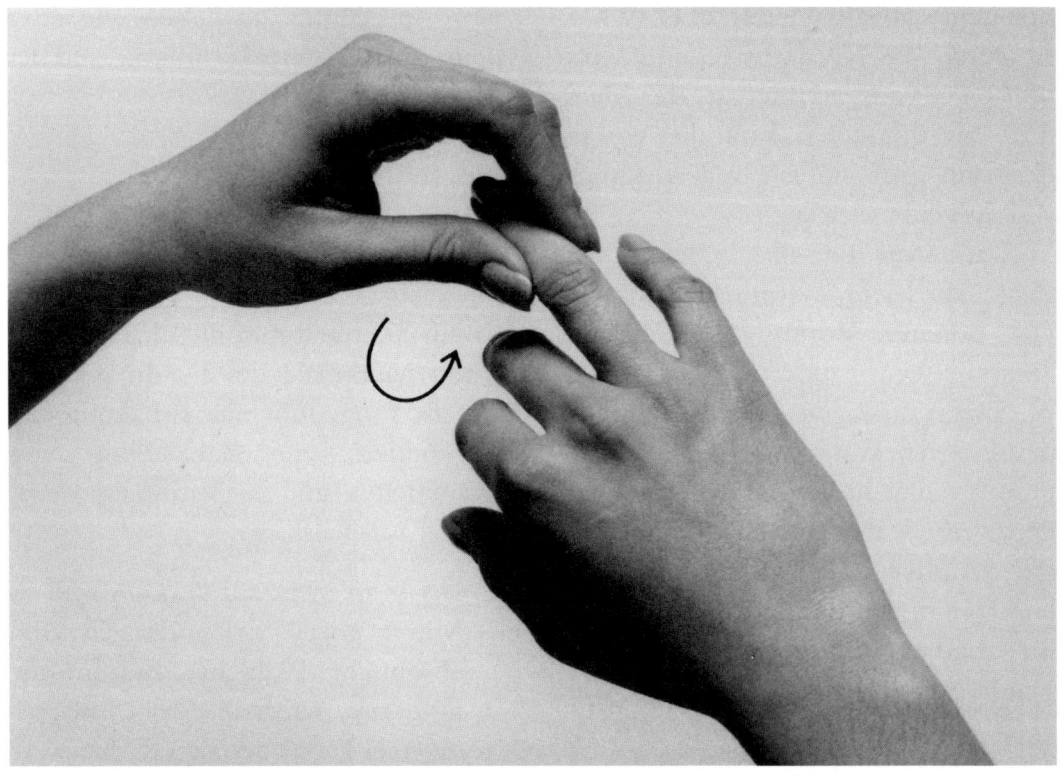

Die Massage der Finger und Zehen ist das Geheimnis eines langen Lebens.

3. Da Do-In grundsätzlich keine Medikamente einsetzt oder Ernäh-
rungsvorschriften macht, gibt es
überhaupt keine schädlichen Nebenwirkungen.

4. Man braucht dazu weder besondere
Vorbereitung noch spezielles Trai-
ning, jeder kann jederzeit damit beginnen und die Techniken täglich
anwenden, auch zu Hause.

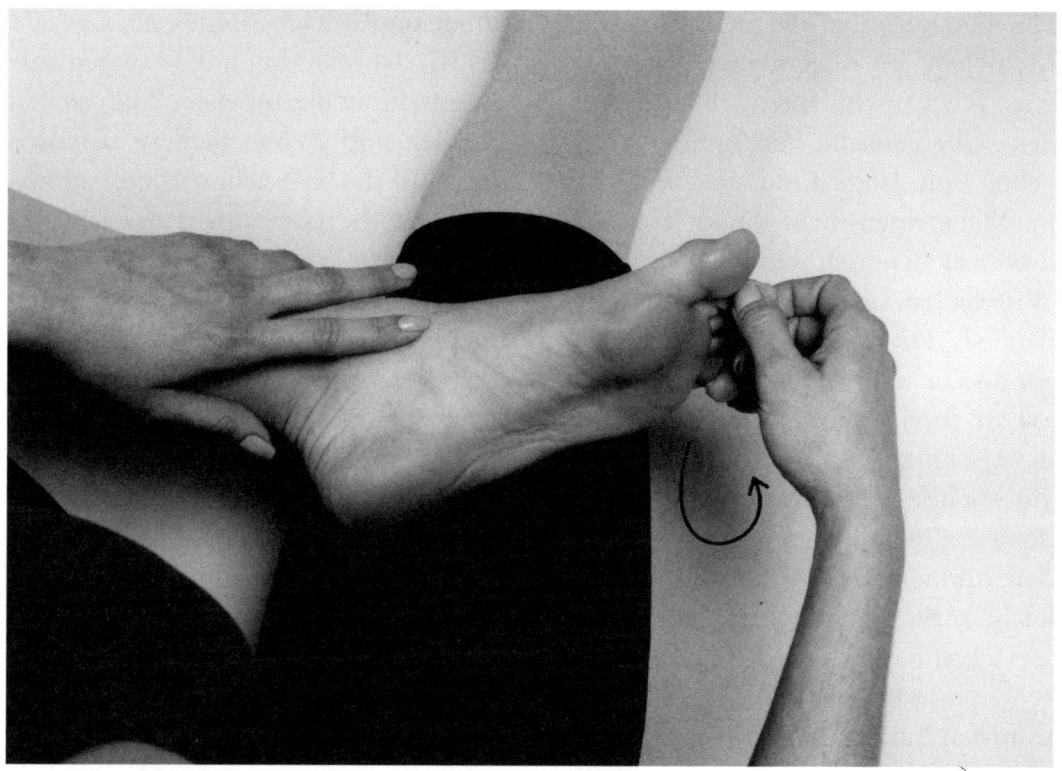

Das Altern nimmt in den Füßen seinen Anfang. Versuchen Sie die Zeit zu finden, diese Technik zu üben.

5. Es dient nicht nur der allgemeinen Verbesserung der Gesundheit, sondern es beinhaltet auch verschiedene spezielle Techniken für bestimmte Arten von Symptomen, wodurch es auf eine große Bandbreite von Krankheiten anwendbar ist.

41

Die Beschwerden, die den modernen Menschen im allgemeinen plagen – wie Rückenschmerzen, Hämorrhoiden, Übergewicht, Verstopfung –, ergeben eine lange Liste. Sie sind zwar im allgemeinen nicht direkt lebensbedrohlich, dennoch kann die moderne Wissenschaft sie nicht wirkungsvoll behandeln. Die meisten Leute geben irgendwann auf, nach einem Heilmittel zu suchen, und ertragen einfach die Unannehmlichkeiten. Sieht so ein glückliches Leben aus? Wenn Sie jedoch die Techniken des Do-In anwenden, können Sie Ihre Gesundheit ganz leicht zurückgewinnen, indem Sie die Ursachen behandeln, die den Schmerzen zugrunde liegen. Das ist Heilen im wahrsten Sinne des Wortes.

In Kapitel vier werde ich konkrete Techniken vorstellen, mit denen man verschiedene Gesundheitsprobleme angehen kann. Für den Augenblick will ich nur einen Weg aufzeigen, um Jugendlichkeit und Gesundheit zu bewahren. Jeden Tag sollten Sie dreißig Minuten lang sanft Ihre Finger und Zehen einzeln nacheinander massieren. Es

klingt unglaublich simpel, aber es läßt das Ki, das man durch die Lungen aufnimmt, bis in die äußersten Spitzen von Händen und Zehen fließen, wodurch der Fluß des ki-reichen Blutes stimuliert und die Gesundheit des Körpers wiederhergestellt wird.

Anfangs sind die Finger und Zehen noch steif, so daß es schwerfällt, sie zu massieren. Aber sobald der Fluß des ki-reichen Blutes angeregt wird, werden sie geschmeidig. Bald wird sich das Gefühl der Anspannung lösen, das Unbehagen verschwindet und Ängstlichkeit verklingt. Wenn Sie mit diesen Übungen für längere Zeit fortfahren, wird sich die Form der Finger und Zehen und der Zustand der Nägel verbessern. Aber am wichtigsten dabei ist, daß diese Übung als Geheimrezept für ein langes Leben gilt.

1. Ergreifen Sie die Spitze des einen Daumens mit Daumen und Zeigefinger der anderen Hand und drehen Sie ihn sanft hin und her.

2. Arbeiten Sie sich bei diesem Hin-
undherdrehen mit einer massieren-
den Bewegung bis zur Daumen-
wurzel hinunter.

3. Danach bearbeiten Sie auf dieselbe
Weise den Zeigefinger und danach
alle übrigen Finger.

4. Nachdem Sie mit allen fünf Fingern
fertig sind, massieren Sie die Finger
der anderen Hand auf dieselbe
Weise.

5. Anschließend wenden Sie das gleiche Verfahren bei Ihren Zehen an.

43

Kapitel Zwei

Die Geschichte des Taoismus

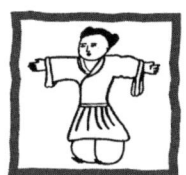

Die Philosophie des Gelben Kaisers und des Laotse

Im *Tao Te King*, das dem Philosophen Laotse zugeschrieben wird, findet man die folgende Passage (Kapitel 44):

Ruhm oder Fleisch: Was ist vergänglicher?
Gesundheit oder Reichtum: Was ist wichtiger?
Gewinn oder Verlust: Welches ist eine größere Last?
Tiefe Verbundenheit bringt große Ausgaben,
Das Ansammeln von Schätzen sicheren Verlust.
Sich zu begnügen, heißt Scham zu vermeiden.
Grenzen zu erkennen, heißt Gefahren zu meiden.
Dies ist der Weg, ewiges Leben zu erlangen.

Mit diesen Worten mahnt uns Laotse, daß unser Körper unser wichtigster Besitz ist. Wenn wir wissen, was zur Stillung unserer Bedürfnisse ausreichend ist, und wenn wir unsere Wünsche kontrollieren, dann werden wir ein längeres und zufriedenstellenderes Leben führen.

Die taoistische Sicht des Lebens geht auf den Gelben Kaiser (Huangdi) zurück, einen legendären Weisen, der um 2600 vor Christus China zum erstenmal geeint haben soll. Er nahm die Färbungen und die Gestalt von Wolken und die Art und Weise, in der sie in den Himmel aufstiegen, als Vorzeichen dafür, wie man den Staat ordnen sollte. Tatsächlich lag seiner politischen Herrschaft das Prinzip des Ki zugrunde. Diese Denkweise wurde später von Weisen und Kaisern übernommen. Im dritten Jahrhundert vor Christus entwickelte dann Laotse die Philosophie, daß das Aufnehmen des Ki von Himmel und Erde die höchste Form der menschlichen Existenz sei.

Das älteste medizinische Standardwerk Chinas, *Des Gelben Kaisers klassisches Buch der Inneren Medizin* (*Huangdi neijing*), das schon früh ins Japanische übersetzt wurde und selbst heute noch als klassische Quelle für Akupunktur und Moxibustion angesehen wird, be-

47

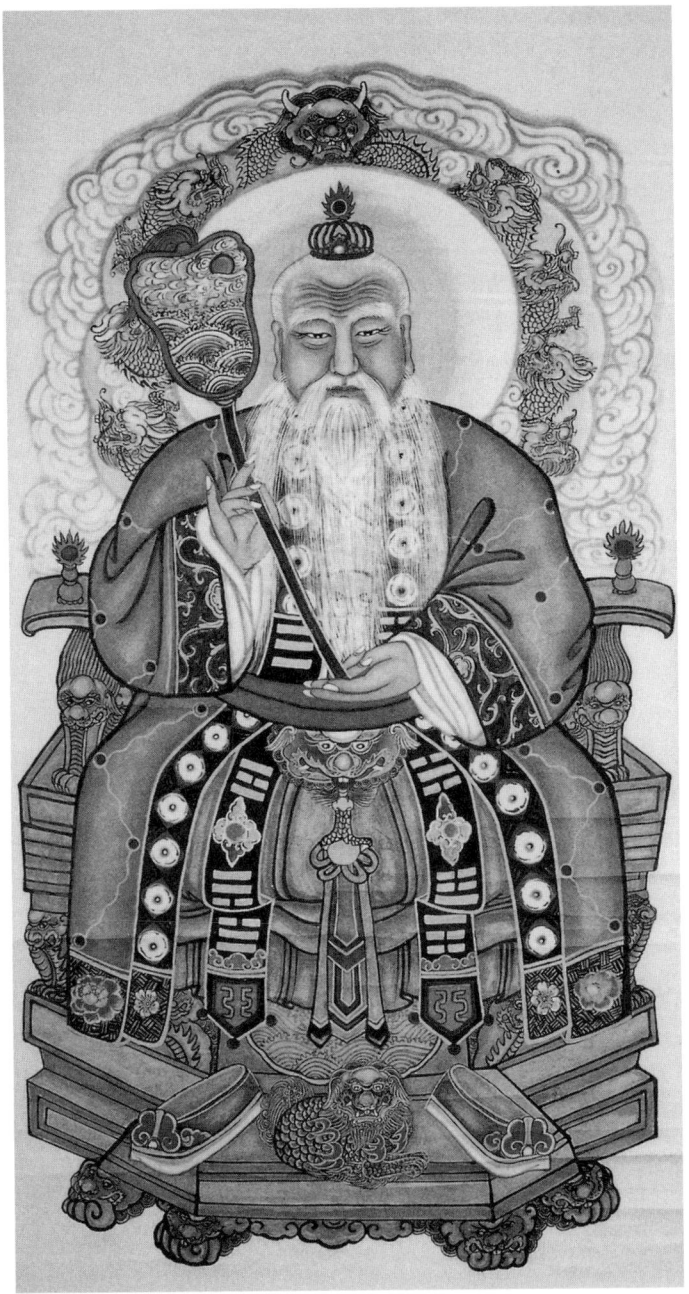

Gemaltes Portrait von Laotse, ausgestellt im Nihon Dokan

weist, daß Do-In bereits im Zeitalter des Gelben Kaisers zur Behandlung von Krankheiten eingesetzt wurde. Die taoistische Lebensweise, die auf den Gedanken des Gelben Kaisers und Laotses gründet, wurde von Anfang an erforscht als Weg, die Grundlagen der Gesundheit und eines langen Lebens zu entwickeln. Diese taoistische Philosophie war es, die den ersten Kaiser der Qin, Qin Shi Huangdi, veranlaßte, weise Eremiten auf die Suche nach Unsterblichkeit auf das Ostchinesische Meer hinauszuschicken. Im Zentrum des Denkens der Unsterblichkeitstaoisten stand die Suche nach jenem Element im menschlichen Körper, das unvergänglich war. Dieses taoistische Prinzip wurde später übernommen vom Konfuzianismus, dem Mohismus (der Denkschule von Mo Zi oder Micius), dem Buddhismus und anderen Philosophien. Es führte auch zur Entwicklung der chinesischen Medizin und der Technik des Do-In. Das Do-In wiederum bildete mit seiner Betonung des Atems die Basis für Kung Fu, Tai Chi Chuan und andere Schulen.

Das *Wu Qin Xi* des Arztes Hua Duo

Gegen Ende der späteren Han-Dynastie (zu Ausgang des zweiten Jahrhunderts nach Christus) gab es einen großen Mann der Medizin namens Hua Duo. Er ging in die Annalen der medizinischen Wissenschaft ein als der Mann, der als erster eine Betäubung anwandte. Seine Abhandlung *Wu Qin Xi* verbindet die Atmung mit der natürlichen Bewegung. Wu Qin bedeutet «fünf Tiere» (gemeint sind damit Affen, Bären, Tiger, Hirsche und Vögel), und wie der Titel vermuten läßt, wird darin ein System von Übungen aufgestellt, das auf der genauen Beobachtung der Tiere in freier Wildbahn basiert und sich beispielsweise darauf konzentriert, wie die Tiere atmen, wenn sie etwa ihren Körper krümmen, oder ob sie ein- oder ausatmen, wenn sie sich strecken. Hua Duo und seine Schüler wandten diese Regeln der atemabhängigen Bewegung selbst an, und ihre jugendliche Erscheinung und Energie ging ihnen nie verloren.

49

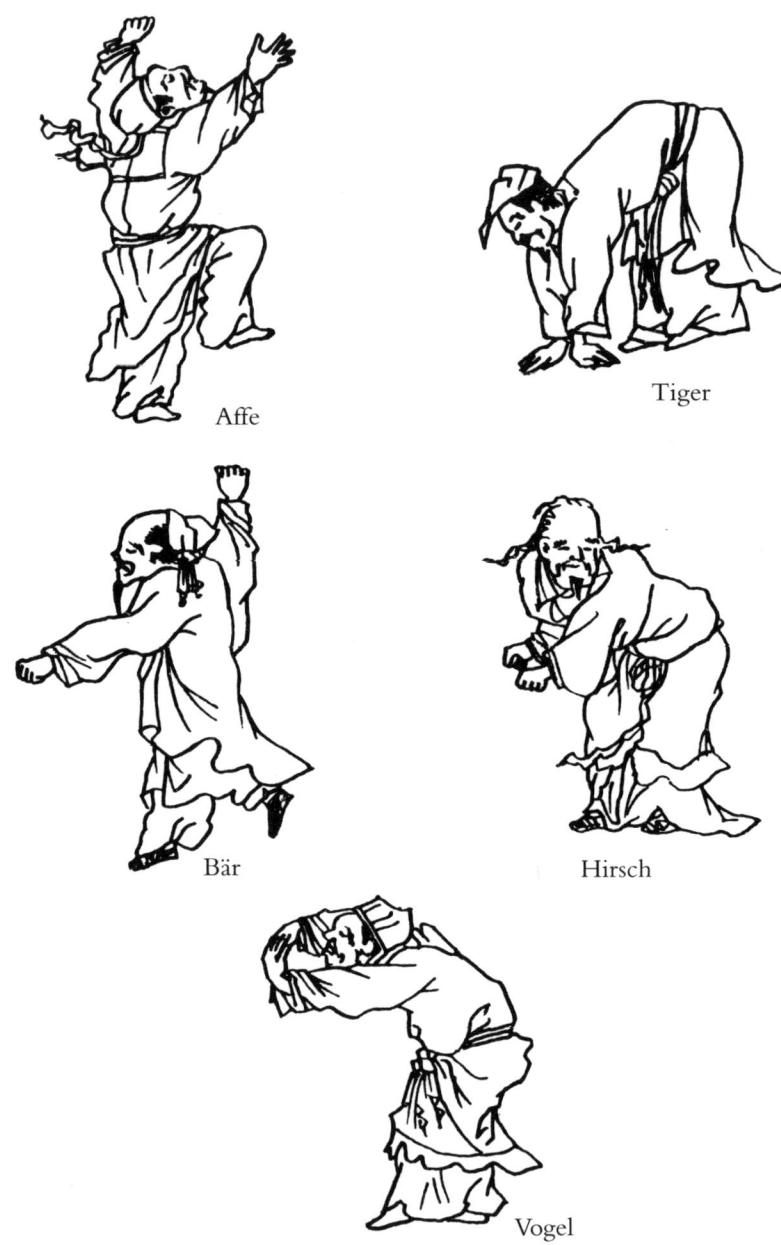

Affe

Tiger

Bär

Hirsch

Vogel

Wu Qin Xi: Wie man verschiedene Tiere nachahmt

Ihr System gewann eine große Gefolgschaft und beeinflußte viele Gesundheitspraktiken. Und damit begann die Kodifizierung des Do-In. Hua Duo wurde schließlich gerufen, um den diktatorischen Alleinherrscher Cao Cao, den Gründer der Wei-Dynastie, von seinen Kopfschmerzen zu heilen, aber als er versuchte, Akupunkturnadeln bei ihm zu setzen, wurde Cao Cao so wütend, daß er ihn hinrichten ließ. Hua Duo soll damals schon über hundert Jahre alt gewesen sein.

DIE BESCHREIBUNG VON DO-IN IN EINEM BUCH VON MAWANGDUI

Mancher Leser mag sich vielleicht an die Entdeckung der Mawangdui-Gräber in der chinesischen Stadt Changsha erinnern und an die Mumie, die dort gefunden wurde. Diese weibliche Mumie war zweitausend Jahre alt und sah beinahe so aus, als würde sie nur schlafen. Während der Ausgrabung wurde auch ein auf Seide gemaltes Diagramm gefunden mit der Darstellung von Do-In-Übungen. Die mehr als vierzig Stellungen darauf wurden sorgfältig restauriert von Professor Serizawa Katsusuke, der damals an der Pädagogischen Universität von Tokio lehrte. Er stellte fest, «bei diesem zweitausend Jahre alten System von Übungen findet man Prinzipien, die heute als die neuesten Erkenntnisse der modernen Medizin verbreitet werden. Es betrachtet den Menschen nicht als Automaten oder Roboter, sondern als ein organisches Ganzes. Es ist wirklich phantastisch, ein Gedankensystem, das sich aus der Technik der genauen empirischen Beobachtung entwickelte, die für die östliche Medizin charakteristisch ist.» Professor Serizawa ist selbst eine der größten Autoritäten auf dem Gebiet der östlichen Gesundheitspraktiken. Es ist wirklich äußerst beachtlich, daß schon die chinesische Aristokratie vor zweitausend Jahren die Techniken des Do-In angewandt haben soll.

Die Restauration dieser Abbildungen wurde später in China vervollstän-

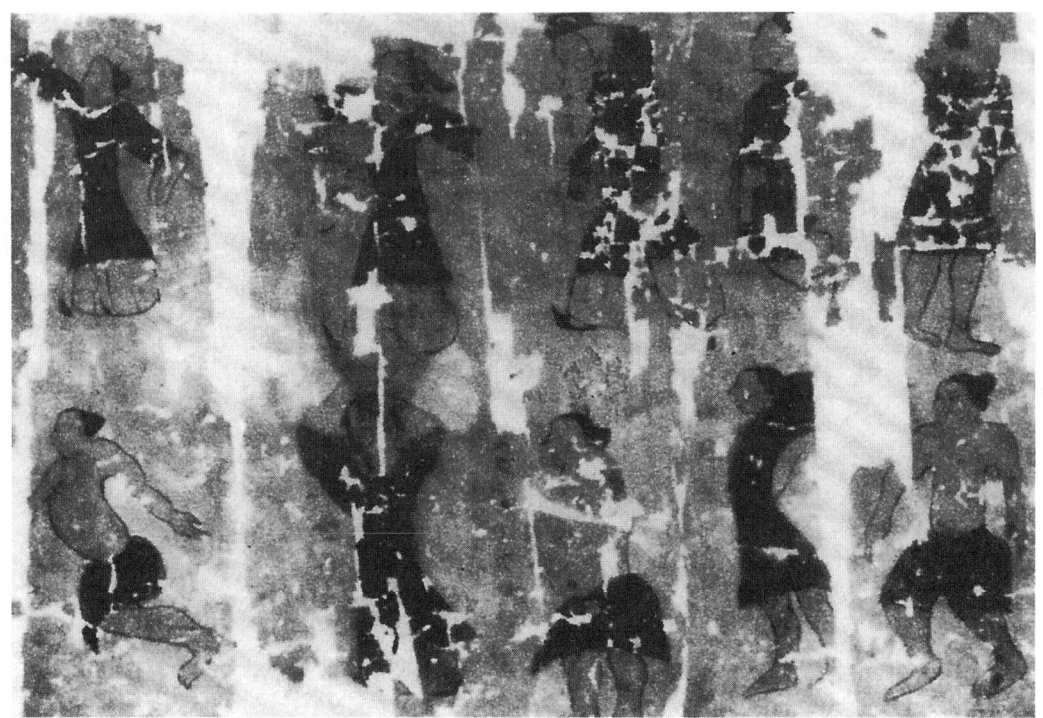

Antike Seidenmalerei, die Stellungen des Do-In zeigt.

digt auf der Grundlage von weiteren Forschungen. Ich möchte nun die Wirkungen der Do-In-Techniken, die zu jener Zeit angewandt wurden, anhand dieses bemerkenswerten kulturellen Zeugnisses beschreiben. Ich habe versucht, die Stellungen in eine Reihenfolge zu bringen, und habe sie nach- zeichnen lassen. Die Erläuterungen sind jedoch nicht als Übungsanleitungen zu verstehen. Ich möchte hier lediglich an diesem historischen Beispiel zeigen, daß die jahrtausendealte Methode des Do-In größere Wirkung auf die Gesundheit haben kann als die modernen Schulen der Körperbewegung.

1. Überschrift: «Yin und Yang mit Hilfe eines Stabes lenken». Eine Frau beugt den Oberkörper, wobei die eine Hüfte höher steht als die andere. Sie stützt sich ab mit einem langen Stab, den sie mit beiden Händen hält und dessen eines Ende auf dem Boden ruht. (Wirkt besonders gut, um die sexuelle Vitalität zu steigern.)

3. Ohne Überschrift. Eine Frau steht da, zu ihrer rechten Seite gewandt, die Arme seitlich (Belebung der Sexualität, bringt den Alterungsprozeß zum Stillstand und fördert die Verjüngung).

2. Überschrift: «Falkenrücken». Eine Person (eine Frau?) steht gerade aufgerichtet und hält die Arme horizontal ausgestreckt (bei Herzkrankheiten, Bronchialasthma und chronischer Bronchitis).

4. Ohne Überschrift. Eine Frau steht da, den rechten Arm an der Seite, die Handfläche nach hinten und leicht nach oben gedreht. Der linke Arm nimmt dieselbe Haltung ein wie der rechte. Dies ist die Grundstellung für die Übung, die Swaiso genannt wird (siehe Kapitel 3). (Heilt Versteifung der Arme und Schultern, die mit dem Altern einhergeht.)

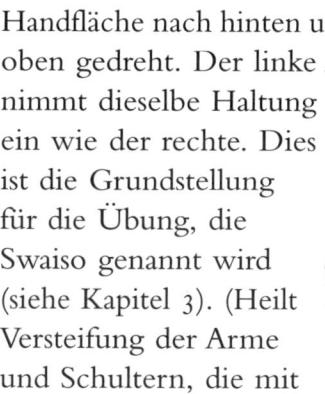
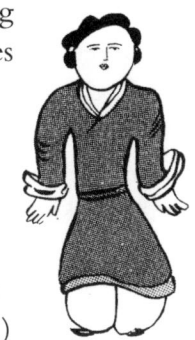

5. Überschrift unleserlich. Eine Frau steht nach rechts gewandt da, dabei hat sie den rechten Arm hoch erhoben. Ihr linker Arm hängt seitlich herab. «Drehung» ist der Begriff für die Bewegung des Kopfes, die sich von der Bewegung des Körpers unterschei- det – eine grundlegende Technik des Do-In, die so gut wie alles heilt (hilft gegen Erschöpfungs- zustände).

7. Überschrift unleserlich. Ein Mann dreht im Stehen seinen Oberkörper nach rechts und streckt beide Arme waage- recht vor sich aus. (Gegen Schmerzen im Lendenwirbelbereich und Verspan- nungen, die von den Schul- terblättern nach unten ausstrahlen.)

6. Ohne Überschrift. Eine Frau beugt sich in der Taille nach vorne, die Arme hängen herab, als wür- den sie etwas halten. (Stärkt die Taille und den Rücken, gut gegen allgemeine Kraftlosigkeit.)

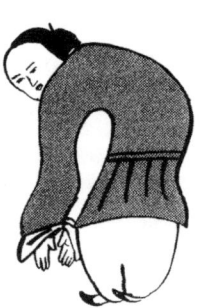

8. Ohne Überschrift. Eine Frau steht leicht in der Hüfte gebeugt, die Arme schräg nach unten hängend (gut bei stark verspannten Schultermuskeln, Schlaganfall und Lähmungen.)

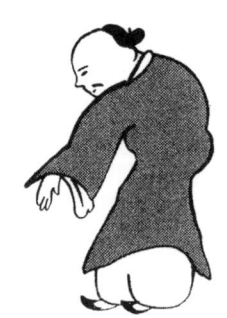

9. Ohne Überschrift. Eine Person, offensichtlich eine Frau, schaut im Stehen nach rechts, die Arme an der Seite. (Dieselbe Wirkung wie Nr. 7.)

11. Überschrift: «Herausziehen des Knieschmerzes». Ein Mann steht nach rechts gewandt, den Oberkörper hält er gerade und die Knie gebeugt.

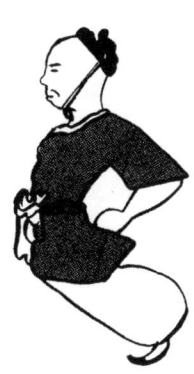

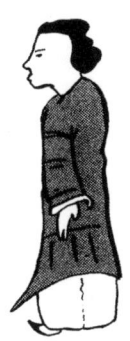

10. Überschrift: «Herausziehen der Taubheit». Eine Frau steht mit hochgezogenen Schultern da, die Arme seitlich ausgestreckt, die Beine gespreizt.

12. Überschrift: «Herausziehen von Schwellungen in den Achselhöhlen». Ein Mann mit einer Kappe geht mit gesenktem Kopf, er hat die Schultern leicht hochgezogen, die Unterarme hängen locker.

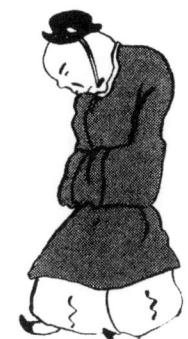

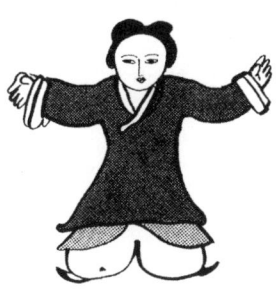

13. Überschrift: «Kranich (Lücke im Text)». Eine Frau steht, halb nach rechts gewandt, und streckt beide Arme waagerecht aus. (Wirkt heilend auf die Lungen.)

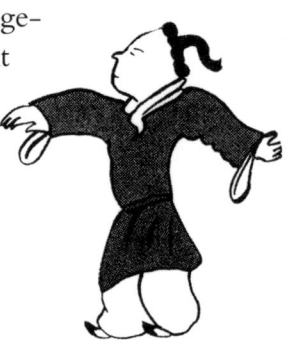

15. Überschrift: «Fliegender Drache». Eine Frau spreizt im Stehen die Hände über dem Kopf und ähnelt so einem Vogel im Flug. (Gut gegen Hautkrankheiten.)

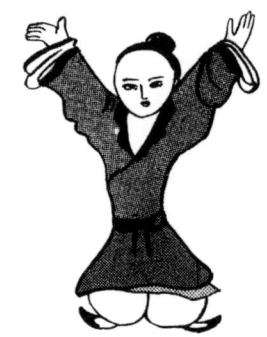

14. Überschrift unleserlich. Eine Frau steht halb zu ihrer rechten Seite hin gewandt, den Kopf nach rechts oben gedreht. Den rechten Arm hält sie vorne schräg nach oben und den linken hinten diagonal nach unten. (Korrigiert Bandscheibenvorfall.)

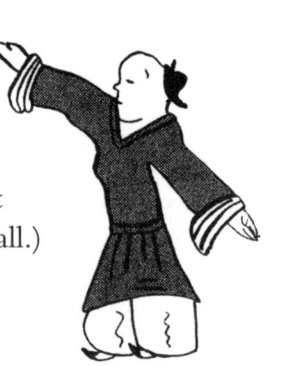

16. Überschrift: «Reizbarkeit und Schwindel». Bezeichnung einer Krankheit, die noch vor das dritte Jahrhundert vor Christus zurückgeht. Gemäß dem *Shi Ji* (*Aufzeichnungen des Geschichtsschreibers*) ist diese Stellung gut bei Kopfschmerzen, Fieber und Reizbarkeit.

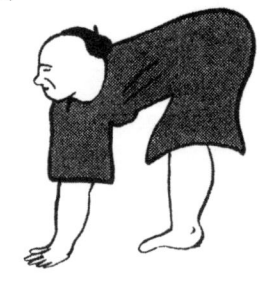

17. Überschrift: «Dehnen». Das ist die Do-In-Haltung «sich dehnender Vo-gel», nur wird hier der Kopf gehoben.

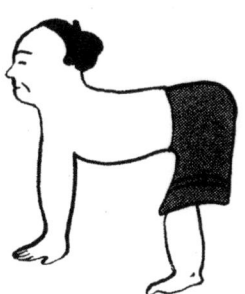

19. Ohne Überschrift. Ein nur teilwei-se bekleideter Mann streckt seinen rechten Arm diagonal nach unten. Die Bewegung des linken Armes ist unklar.

18. Ohne Überschrift. Ein Mann im Stehen, es ist aber nicht klar, welches die begleitenden Bewegungen sind.

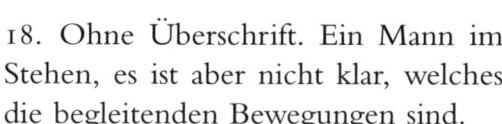

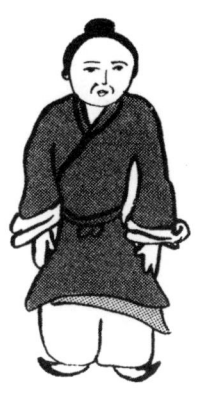

20. Überschrift unleserlich. Ein teil-weise bekleideter Mann beugt den Kopf im Stehen vor, den Blick nach unten gerichtet. Er hält die Arme seit-lich etwas vom Körper weg, und seine Knie sind leicht gebeugt. Diese Stellung soll den Fluß des Ki am Ende der Do-In-Übung fördern.

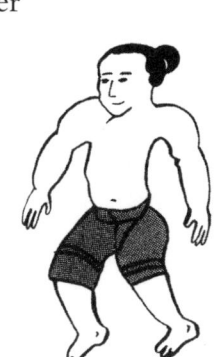

21. Überschrift: «Aufblicken und rufen». Ein stehender Mann wölbt die Brust nach vorne und streckt beide Arme nach hinten. Eine weitere Stellung, die wohl die Zirkulation des Ki fördern soll. Gehört zu Position 20.

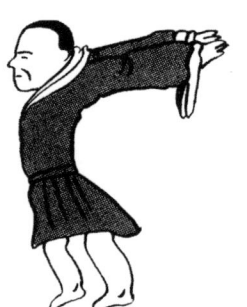

Mann steht mit nach unten gerichteten Fäusten, die er seitlich an seinen Bauch hält. Bei dieser Do-In-Übung ist es wichtig, den After anzuspannen. Meiner Erfahrung nach ist diese Übung wirksam gegen Prolaps.

22. Überschrift: «Der Affe liebt es, die Infektion aus sich herauszuziehen». Dieser Ausdruck bezieht sich auf die Bewegung, die ein Affe macht, wenn er sich wäscht. «Wiederkehrendes Ki» ist die Ursache von akuten Infektionskrankheiten. Betrachtet man in diesem Zusammenhang auch Position 15, eine Stellung, die bei Hautkrankheiten hilfreich ist, scheint offensichtlich, daß man im alten China auch Infektionskrankheiten mit Do-In behandelte. Ein korpulenter, nur spärlich bekleideter

23. Überschrift: «Herausziehen des Fiebers». Ein stehender Mann kreuzt die Handgelenke vor seiner Stirn. Diese Stellung soll gegen Brennen oder Frösteln in den Armen helfen, die mit Erschöpfung zusammenhängen, obwohl ich sie dafür nicht eingesetzt habe.

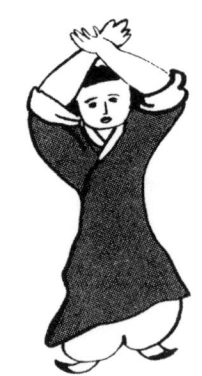

24. Überschrift: «Im Sitzen die acht Richtungen (Ecken?) herausziehen». Ein spärlich bekleideter Mann kniet und streckt die Arme diagonal nach vorne und hinten.

26. Überschrift: «Herausziehen des Taubheitsgefühls». Ein teilweise bekleideter Mann sitzt und drückt mit den Armen die Knie an die Brust. Eine Do-In-Stellung, die gegen Schmerzen im Lendenwirbelbereich hilft.

25. Ohne Überschrift. Ein spärlich bekleideter stehender Mann streckt die linke Hand vor sich aus. Die Details sind unklar.

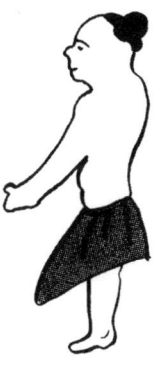

27. Ein Mann steht leicht nach vorne gebeugt und stützt sich mit einem Stab ab, den er mit beiden Händen hält.

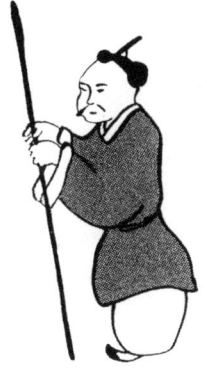

28. Überschrift: «Der Bär schnüffelt, die Tatzen an den Baum gelegt». Ein Mann umarmt im Stehen mit beiden Händen den leeren Raum vor sich. Dies ist eine der Fünf-Tiere-Übungen (Tiger, Bär, Hirsch, Affe und Vogel), die schon vor der Qin-Dynastie vor zweitausend Jahren beliebt waren.

Diese Abbildungen auf Seide, die in Mawangdui ausgegraben wurden, scheinen die ältesten erhalten gebliebenen Darstellungen des Do-In zu sein. Natürlich sind die Do-In-Techniken, die darin gezeigt werden, nicht mit den heute praktizierten Übungen identisch, aber sie zeigen ein wichtiges Entwicklungsstadium dieser Kunst. Und sie beweisen, wie lange Do-In als geheimgehaltene Methode unter der Hofaristokratie schon praktiziert wurde.

DO-IN – DIE KUNST, DIE KRANKHEITEN HEILEN KANN UND DIE MODERNE WISSENSCHAFT ZUM STAUNEN BRINGT

Dank der vielen Menschen, die Do-In ausübten und erforschten, erreichte diese Kunst ihre Vollendung während der Sui-Dynastie, ungefähr 600 nach Christus. Die Lehren wurden in *Zhu Bing Yüan Hou Lun* (*Abhandlung über die Ursachen von Krankheiten*) gesammelt, der Bibel des Do-In. Die Bedeutung dieses Buches für diese Kunst ist zu vergleichen mit der Bedeutung der *Abhandlung über Schmerzen und Erkältungen* (*Shang Han Lun*) für die chinesische Kräuterheilkunde oder *Des Gelben Kaisers klassisches Buch der Inneren Medizin* (*Huangdi nei-jing*), das ich schon erwähnt habe, für die Akupunktur.

Der Verfasser der *Abhandlung über die Ursachen von Krankheiten*, Chao Yüanfang, wurde 610 zum Großarzt (*Tai Yi Bo Shi*) ernannt. Heute würde das etwa der Personalunion von Gesundheitsminister und Präsident einer medizinischen Fakultät entsprechen. Auf Befehl des Kaisers ließ Chao eine beträchtliche Anzahl von Menschen in ganz China alles sammeln, was damals über Do-In bekannt war. Die über viele Jahre gesammelten Ergebnisse wurden dann in dieser fünfzigbändigen Abhandlung zusammengetragen.

Das Werk beginnt mit genauen Beobachtungen der Ursachen von Krankheit, ihren äußeren Symptomen und den Merkmalen, die die Patienten schilderten, und berichtet dann über die Heilmaßnahmen, die alle mit Do-In zu tun hatten. In dem Monumentalwerk sind 1720 Namen von Krankheiten verzeichnet, darunter auch einige, die uns heute vertraut sind, wie Herz- und Leberkrankheiten, zu hoher oder zu niedriger Blutdruck, Krebs, Diabetes und psychische Störungen, die man heute als Neurosen oder manische Depressionen bezeichnen würde.

Betrachten wir beispielsweise die Infektionen als Ursache von Krankheit. Die Abhandlung erklärt, daß sich die Symptome und die Behandlung unterscheiden, je nachdem wo die Infektion den Körper angreift und wie lange sie braucht, um in Erscheinung zu treten. So dringt beispielsweise Rheumatismus im Winter in der Lendengegend in den Körper ein, manifestiert sich aber erst im folgenden Herbst. Do-In beinhaltet zahlreiche Methoden, die den meisten Menschen heute nicht bekannt sind, die aber einfach anzuwenden und sehr effektiv sind. Diese Methoden wirken unmittelbar, wenn die Ursache des Problems richtig erkannt wurde.

Die *Abhandlung über die Ursachen von Krankheiten* wurde vom klassischen Chinesisch in die moderne Landessprache übersetzt und wird nun in der Schule für Chinesische Medizin in Taichung als Lehrbuch benutzt. Leider wird es nur als Wörterbuch der Symptome und der Pathologie gebraucht, die wichtigen Heilpraktiken des Do-In sind nicht mehr enthalten. Das liegt daran, daß mit Ausnahme von ein paar chinesischen Taoisten die Kunst des Do-In in China vollkommen in Vergessenheit geraten ist. Bedauerlicherweise wurden die Passagen, die das Do-In betrafen, entfernt, weil es ohne das

Wissen über die Anwendung des Do-In schwierig war, den Textpassagen zu folgen, die sich auf diese Kunst bezogen.

Do-In in Japan

Do-In kam schon früh nach Japan. Gegen Ende des vierten Jahrhunderts nach Christus, zur Zeit der Herrschaft des Kaisers Ojin, wurden die chinesischen Schriftzeichen (künftig das Medium, mit dem das Japanische übertragen wurde) vom Königreich Paekche, der heutigen Halbinsel Korea, aus übermittelt, als ein Koreaner namens Wani nach Japan kam, der Bücher mit sich brachte. Es heißt, er habe die *Analekten* (*Lun Yu*) in zehn Bänden, die *Litanei der tausend Buchstaben* (*Jian Zi Wen*) in einem Band und *Das Studium der Methode der Stille* (*Bing Fa Xue*) mitgebracht. Letzteres umfaßt Beschreibungen von Kampfkünsten und Do-In. *Das Studium der Methode derStille* wurde später von Sugawara Michizane (845–903) kommentiert und danach an die Fami-

lien Murakami Genji und Seiwa Genji übergeben. Dieses Buch wurde von Generation zu Generation weitergegeben von den Murakami Genji, die Experten der Kriegführung zur See waren, aber seine Verbreitung reichte kaum über diese Sippe hinaus. Ein Grund für seine mangelnde Ausbreitung lag darin, daß die Japaner Schwierigkeiten hatten, die Vorstellungswelt Laotses anzunehmen und keine taoistische Priesterkaste entstand.

Doch während die religiösen Elemente des Taoismus nicht auf fruchtbaren Boden fielen, taten es die medizinischen Lehren in der Form von Do-In. In der Edo-Ära (1600–1868) wurde Do-In zum Kern der chinesischen Kräuterheilkunde, und Anwender dieser Kunst tauchten auf. Ein besonders berühmter Do-In-Praktiker war der Haiku-Meister Kamijima Onitsura (1661–1738). Onitsura heilte erfolgreich Krankheiten mit Hilfe der Do-In-Techniken, und er konnte von der Behandlung dreier großer Herren gut leben.

Nach der Meji-Restauration von

1868 wurde weitgehend die westliche Medizin übernommen, und die neue Regierung bemühte sich, die chinesischen Kräuterpraktiken und die einheimischen japanischen Heilmethoden zu unterdrücken. Trotz seines offensichtlichen Erfolges wurde auch Do-In von der Mehrheit der Bevölkerung vergessen. Schließlich war nur noch ich übrig geblieben, um die altehrwürdige Kunst des Do-In weiterzugeben. Dazu ist es gekommen, weil ich ein direkter Abkomme der Familie Otakasa bin, die wiederum ein Zweig der Murakami Genji ist, den ursprünglichen Verbreitern des Do-In in Japan.

Lassen Sie mich jetzt erklären, welche Beziehung zwischen meinen Unterweisungen in Do-In und der Lung-men-Schule des Taoismus bestehen. Wie ich bereits im vorigen Kapitel erklärte, begann Do-In ungefähr seit dem siebten Jahrhundert aus dem allSgemeinen Bewußtsein der Chinesen zu verschwinden. Dieses Phänomen brachte die Zersplitterung der Lehre in eine Vielzahl verschiedener Schulen mit sich. Einige integrierten die Kräuterheilkunde in das System, und andere schlossen sich dem Buddhismus oder Konfuzianismus an. Eine der Strömungen, die sich auf diese Weise bildeten, war die Lung-men-Schule. Bevor ich zum Führer der Lung-men-Abstammungslinie wurde, hatte ich mich mit den Praktiken des Hauses Otakasa vertraut gemacht und all die verschiedenen Do-In-Schulen erforscht, vergessene Techniken wiederbelebt und unter verschiedenen Praktiken diejenigen ausgewählt, die am wirkungsvollsten auf die Menschen der modernen Welt anzuwenden waren.

Do-In in Taiwan und China

Nachdem ich Leiter der Lung-men-Schule geworden war, besuchte ich 1973 erneut Taiwan, um an einem Treffen der noch auf der Insel verbliebenen Taoisten teilzunehmen. Ziel des Treffens war, das taoistische Do-In und die taoistischen Kampfkünste vorzustellen.

Die Taoisten, die Herr Chen eingeladen hatte, waren verblüfft, als ich die

63

Künste des Do-In und des Dao-gong («Verdienst, der einem aus dem Dao erwächst», ein Aiki-jutsu, das von den Kampfkünsten abgeleitet war) vorführte. Obwohl ich Do-In-Techniken zeigte, die bereits in antiken chinesischen Texten dokumentiert sind, waren sie für die chinesischen Taoisten etwas völlig Neues, und zwar aus verschiedenen Gründen:

1. Die Taoisten neigten dazu, ihre Lehren abzuschotten und die Zahl der Eingeweihten begrenzt zu halten.

2. Als die Qing-Dynastie um die Jahrhundertwende ihrem Ende entgegenging, wurden die Taoisten trotz ihrer kleinen Zahl unterdrückt oder getötet.

3. Viele der alten taoistischen Texte waren in den gesellschaftlichen Unruhen zu Ende der Qing-Dynastie verlorengegangen, und so konnten nur noch wenige an die modernen Praktiker weitergegeben werden.

4. Dazu kam, daß die begrenzte Zahl von Texten, die erhalten geblieben sind, schwer zu verstehen waren, da sie in geheimnisvollen und symbolischen Worten geschrieben sind.

Die Situation auf dem chinesischen Festland glich der Taiwans. Während der Revolution von 1949 flohen alle bedeutenden taoistischen Praktiker ins Ausland. Dreißig Jahre später erhielt

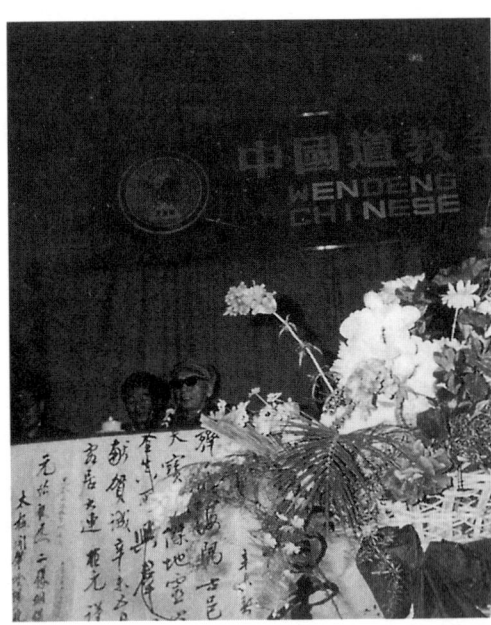

Der Autor auf der internationalen Do-In-Konferenz in der chinesischen Provinz Shantung

64

ich eine Einladung zu einer internationalen Konferenz aus der Stadt Wen-teng in der Provinz Shantung, die Geburtsort der Lung-men-Schule ist. Man begrüßte mich als den einzigen lebenden Praktiker des Do-In und Qigong (zur letzteren Kunst werde ich später noch kommen). Obwohl die Regierung der Volksrepublik China bemüht ist, so viele traditionelle Heilkünste wie möglich zu sammeln und zu bewahren, ist Do-In immer noch relativ unbekannt. Die Variante der Kunst, die ich lehre, ist deshalb bei chinesischen Spezialisten sehr gefragt. Sie wurde in China durch einen Artikel bekannt, den ich unter dem Titel «Zehn Prinzipien des Do-In von Masao Hayashima, Direktor des Nihon Dokan» in Japan geschrieben hatte. Er war ins Chinesische übersetzt worden und erschien in der Fachzeitschrift für traditionelle Medizin *Qigong za-zhi*.

Den Körper energetisch aufladen

Lassen Sie mich jetzt ein paar praktische Beispiele von der Wirksamkeit des Do-In geben. Einmal erhielt ich im Nihon Dokan einen Überraschungsbesuch von einem Dermatologen aus der Stadt Nagoya. Er erzählte mir, er habe Do-In-Techniken, die er aus meinem Buch gelernt hätte, im Fall einer 28jährigen Frau angewandt, die unter Verfärbung der Gesichtshaut gelitten hatte. Erst habe er Do-In etwas skeptisch gegenübergestanden, aber da es eine völlig nebenwirkungsfreie Technik sei, habe er seiner Patientin vorgeschlagen, es zwei Wochen lang auszuprobieren und zu sehen, ob es half. Als sie eine Woche später wieder zu ihm kam, war er überrascht von dem Ergebnis: Die Verfärbungen, die ihr ganzes Gesicht entstellt hatten, waren bereits zur Hälfte verschwunden.

Der Arzt verschrieb Do-In-Techniken auch im Fall einer 42jährigen Frau, die am ganzen Körper unter Juckreiz litt. Da sich herausgestellt hatte, daß ihr

65

Blutdruck zu hoch war, verschrieb der Arzt ihr Do-In-Übungen, um ihn zu senken. Es dauerte nicht einmal eine Woche, bis ihr Blutdruck sich gesenkt hatte und der Juckreiz verschwunden war.

Beide Patienten hatten auch unter Erschöpfungszuständen gelitten, und sie hatten dies hingenommen und ihrer besonderen körperlichen Veranlagung zugeschrieben. Aber nach der Behandlung mit Do-In berichteten beide, daß aus ihrem Innern Energie hochquelle, und wenn sie morgens aufwachten, fühlten sie sich vollkommen erholt von den Anstrengungen des vorhergehenden Tages. Auch die Frau mit dem entstellten Gesicht hatte ihren Zustand als unabänderlich hingenommen, da auch schon ihre Mutter, ihre Großmutter und ihre Urgroßmutter darunter gelitten hatten. Und dennoch hatte sich Do-In auch hier als nützlich erwiesen, noch dazu bereits nach kurzer Zeit.

In all seinen Jahren der Praxis hatte der Arzt niemals eine derart dramatische Heilwirkung gesehen. Er betrachtete die Methode des Do-In als wahres Wundermittel und hatte sich deshalb

entschlossen, mich aufzusuchen und Do-In noch intensiver zu studieren.

Aber es gibt wirklich nichts Geheimnisvolles an der Technik des Do-In. Alle Funktionen des Körpers stehen miteinander in Beziehung. Im Fall der Hautverfärbungen und Verunstaltungen ist nicht nur mit der Haut etwas nicht in Ordnung, sondern auch mit den inneren Organen. Wenn man das bedenkt, kann es auch nicht überraschen, wenn gleichzeitig Erschöpfungszustände auftreten. Die Techniken des Do-In konzentrieren sich auf die Wechselbeziehungen im Körper und regeln den Fluß des Ki, damit Gesundheit und Stärke wiedergewonnen werden können.

Wenn die inneren Organe geschwächt sind, wird man schneller müde, Ekzeme brechen aus, die Schultermuskeln sind angespannt, und man nimmt zu. Auch braucht man länger, um die Wirkung von Alkohol abzubauen. Solche Symptome findet man nicht bei gesunden Menschen; insofern sind sie Alarmglocken, und werden sie ignoriert, kann es zu ernsthafteren Krankheiten kommen.

Offenbar variiert die Art der Symptome von Mensch zu Mensch, aber letztlich ist der Grund für den Verlust der Vitalität in allen Fällen derselbe: eine Schwächung der grundlegenden Körperfunktionen. Wenn die Gründe für diesen Niedergang beseitigt werden können, wird die Vitalität zurückkehren.

Welche Art der Do-In-Technik angewandt wird, hängt immer von der Beschaffenheit der Symptome ab.

Mir sind unzählige Frauen begegnet, die durch die Anwendung der Techniken des Do-In so jugendlich geworden sind, daß man sie kaum wiedererkennen konnte, und sie haben damit weitergemacht und ein langes, glückliches Leben geführt. Und ich habe zahlreiche Männer getroffen, die bis ins hohe Alter ein Leben voller Freude und heiterer Gelassenheit führten, ohne irgendwelche Sorgen zu haben. Diese Menschen, die ihre Krankheiten und Sorgen allein getragen haben, bevor sie zum Taoismus gekommen sind, lernten allmählich, diesen zum Zentrum ihres Lebens zu machen.

Die Heilung der Krankheit ist nur eine Stufe auf dem Weg zum wahren Ziel des Do-In. Jenen, die dieses Ziel nicht anstreben, wird es nicht gelingen, sein Wesen zu verstehen. Wir sind so an die westliche Medizin gewöhnt, daß wir glauben, es reiche schon aus, wenn unsere Krankheiten geheilt sind. Aber Do-In zielt nicht nur darauf ab, Krankheit zu heilen oder zu verhindern, sondern strebt danach, dem Leben eine Qualität von vollkommener Freiheit und Unbegrenztheit zu geben. Wenn Sie beispielsweise Muskelverspannungen in den Schultern lösen, dann lösen Sie gleichzeitig Anspannungen im Herzen.

Um also das Herz zu entspannen, muß man folglich Techniken zur Entspannung der Schultern anwenden – und genau das ist es, was Do-In tut. Jene, die das Gefühl haben, daß ihre Schultern verspannt sind, aber nicht ihre Herzmuskeln, sollten einfach die Übungen zur Schulterentspannung ausprobieren. Und sie werden bald die Bestätigung bekommen für das, was ich gesagt habe.

Der Einfachheit halber habe ich Do-In hier als gesundheitsfördernde Methode dargestellt. Aber es wäre zutreffender, Do-In als philosophischen Weg zu bezeichnen, der zu einem Leben vollkommener Freiheit führen soll.

Kapitel Drei

Das Zusammenspiel von Atem, Ki und Do-In

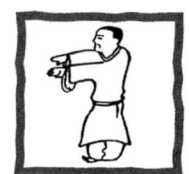

Seit es Menschen auf dieser Erde gibt, haben sie sich nach Gesundheit und langem Leben gesehnt. Genau aus diesem Grund sind vielleicht manche Leser dieses Buches enthusiastische Jogger oder gehen zum Work-out ins Fitneßstudio. Doch nur den Körper zu trainieren, ist nicht genug, will man wahre Gesundheit erlangen. Unzählige sind während des Joggens an Herzanfällen gestorben oder haben durch zu gewaltsame Übungen Rückenverletzungen erlitten. Es gibt keine Schnellstraße, die ganz leicht zur Aufrechterhaltung der Gesundheit führt. Im traditionellen China wurden diejenigen verlacht, die sich mittels besonderer Ernährung und körperlichen Trainings auf die körperliche Gesundheit konzentrierten. Für die vollkommene Gesundheit eines Menschen ist nicht nur körperliche, sondern auch geistige Gesundheit notwendig. Das Prinzip heißt: «Körper *und* Geist entwickeln». Das ist die wahre Grundlage für Jugendlichkeit und ein langes Leben.

Im alten China wurden Techniken entwickelt und systematisiert, die zu Verjüngung und einem langen Leben führten. Die älteste von ihnen ist das Do-In. Im Lauf der Jahrhunderte entwickelten sich daraus das Shao-lin-si-Boxen, Tai Chi Chuan und Ba duan jin («acht Bahnen Brokat»). Die beiden letzteren wurden von den Hofleuten der Qing-Dynastie als Gesundheitspraktiken geschätzt, und alle werden auch heute noch angewandt.

Der Begriff *Do-In* (*dao-yin*) bedeutet «führen und ziehen», das soll heißen, das Ki lenken und in den Körper ziehen. Das Wesen dieser Kunst ist, Ki in sich hineinzuziehen (mit anderen Worten: das Atmen) und es zu jedem Punkt des Innern zu lenken. Andere wichtige Aspekte des Do-In sind Konzentration und Entspannung. Mit Konzentration meine ich beispielsweise, daß man sich während einer Übung gegen Schulterverspannungen auf die Tatsache konzentriert, daß diese Übung die Verspannungen lösen wird. Entspannung bezieht sich darauf, daß man jede Do-In-Übung langsam und bewußt ausführt und nach der Beendigung einige Minuten innehalten soll. Denn

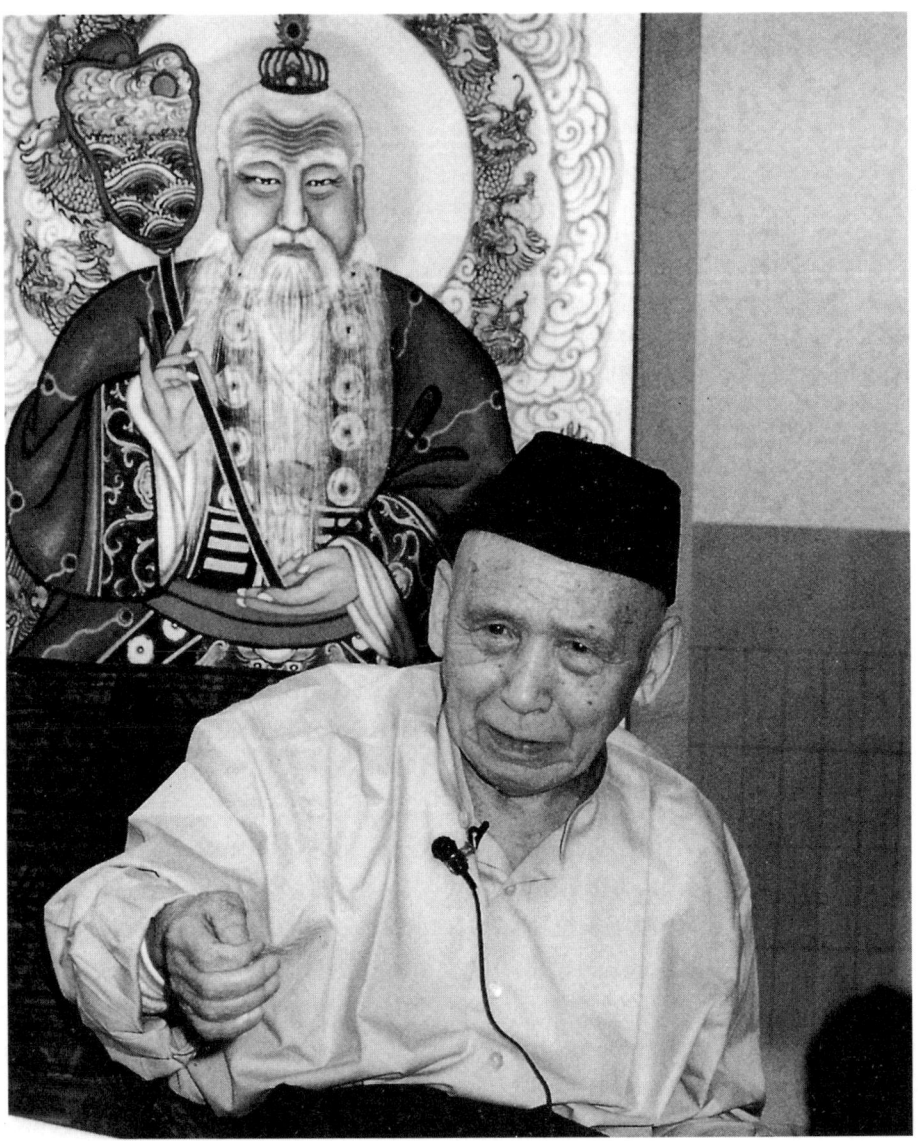

Der Autor beantwortet Fragen der Zuhörer im Nihon Dokan.

jetzt wird das schädliche Ki aus dem Körper gezogen, damit der Körper heilen kann. Die umfassende Bedeutung des Begriffs Do-In ist folglich, daß man jederzeit in Einklang und Harmonie mit der Natur lebt.

Als die Do-In-Darstellungen 1973 in Mawangdui entdeckt wurden, rückte Do-In plötzlich in die Aufmerksamkeit der Öffentlichkeit. Aber eigentlich war diese Kunst nie verloren gewesen, denn ihre Geheimnisse wurden in der taoistischen Gemeinschaft von Generation zu Generation weitergegeben. Do-In erscheint sogar als Stichwort in einem Wörterbuch, das lange Zeit im modernen Japan benutzt wurde, dem *Kojien*: «Eine taoistische Technik, um den Körper zu heilen und fortzubilden, die auf dem Dehnen und Bewegen der Gelenke und Glieder, auf Meditation, Massage und Atemkontrolle beruht. Eine Technik zur Erlangung eines langen Lebens.»

Ich habe dieses Buch nicht nur geschrieben, um die wohltuenden Wirkungen von Do-In darzulegen, sondern auch, um die taoistische Welt zu beschreiben, aus der heraus sich die Kunst des Do-In entwickelt hat.

WAS IST KI?

Ich habe bereits erwähnt, daß das Wesen des Do-In darin liegt, der Natur zu folgen. Ki ist das Element, das uns befähigt, unser Leben im Einklang mit dem Rhythmus der Natur zu leben. Wir wollen Ki daher jetzt eingehender erörtern.

Unterhalb des Nabels befindet sich ein Bereich, der als «Zinnoberfeld» bezeichnet wird und den die Taoisten für das Zentrum des Körpers halten und die Quelle, aus der das Ki aufsteigt. Manche Leute heutzutage setzen das Zinnoberfeld mit dem Solarplexus gleich und sehen Ki als eine Art Lymphe an, die durch das Nervensystem zirkuliert. Ich gebe gerne zu, daß es schwierig ist, Natur und Funktion des Ki zu erklären, doch ich selbst erfahre es eher auf einer spirituellen Ebene. Im allgemeinen kann man es sich meiner Meinung nach als Luft vorstellen.

73

Menschen und Tiere ersticken, wenn sie länger als drei Minuten keine Luft mehr bekommen. Die moderne Wissenschaft erklärt uns, wenn wir atmen, dann führen wir durch die Lungen dem Körper Sauerstoff zu. Dieser Sauerstoff verbindet sich mit dem Hämoglobin im Blut, kreist durch jeden Teil des Körpers und produziert dort Energie. Das Kohlendioxyd, das in diesem Prozeß entsteht, wird dann bei der Ausatmung ausgeschieden. Das ist der Atmungsvorgang.

Wenn man sich Ki als Luft denkt und wenn sich Do-In mit der Art und Weise beschäftigt, wie das Ki gehandhabt wird, so führt das manche Leute zu der irrigen Annahme, daß Ki nichts weiter als Sauerstoff sei. Und doch ist es sehr wichtig, sich daran zu erinnern, daß Ki nicht einfach Sauerstoff ist, sondern eine eigenständige Qualität besitzt. Ki ist Luft, Ki ist Atmosphäre, und zur selben Zeit ist Ki auch ein Konzept, um die Natur und das Universum zu begreifen.

Ki kann auch fließen, treiben, stagnieren. Es kann klar oder trübe sein, heiß oder kalt, ungestüm oder heiter. Von besonderer Bedeutung ist, auf welche Weise sich das Ki durch den Körper bewegt. Stagnierendes Ki muß wieder in normalen Fluß gebracht werden, und trübes Ki muß aus dem System entfernt werden. Gleichzeitig muß reines Ki in alle Teile des Körpers gebracht werden.

DER KÖRPER DES MENSCHEN – EINE ANTENNE FÜR KI

Ich weiß, daß während der letzten zehn Jahre in China das Interesse an Qigong-Therapien gestiegen ist. Der Name Qigong («Verdienst des Atems») ist modern, aber seine therapeutischen Wirkungen entstehen durch die verbesserte Zirkulation des Qi (Ki). Im Grunde handelt es sich dabei um eine Heilmethode, die auf dem Konzept des Do-In aufbaut. In den chinesischen Krankenhäusern gibt es offensichtlich Qigong-Abteilungen mit Ärzten, die in Qigong-Techniken ausgebildet sind. Ich habe gehört, daß einige dieser Ärzte – man könnte sie «Ki-Fachärzte» nennen – beliebter sind als jene Mediziner, die in den westlichen Methoden ausgebildet wurden. Sicherlich angemessen in einem Land wie China, wo das Konzept des Ki entwickelt wurde.

Die Vorstellung von der Wirkungsweise des Ki entwickelte sich bei den Taoisten, die die Lehren des Gelben Kaisers und Laotses studierten, und ihre geheimgehaltenen Lehren wurden meist vom Meister an die Schüler weitergegeben und blieben Außenstehenden verborgen. Nach der Einführung des Sozialismus in China wurde die Religion unterdrückt, und das, was früher Geheimlehren der Taoisten gewesen waren, wurde gründlich wissenschaftlich klassifiziert und erforscht. Und dies hat in der Tat zu einer Wiedergeburt der antiken taoistischen geheimen Künste und der eremitischen Anweisungen für Verjüngung und Langlebigkeit geführt.

Das neubelebte Interesse an Qigong ist Beweis für die erneuerte Anerkennung der Funktion von Ki im Körper. Es gibt einen Fluß von Ki zwischen Heiler und Patient, der den Heilprozeß beim Patienten auslöst und zu seiner Gesundung führt. Und es ist in der Tat so, daß Krankheiten, die als unheilbar galten, nun durch Ki-Techniken geheilt werden können. Mit einem Wort, der Körper ist eine Antenne für das Ki, und wenn Ki-Wellen außerhalb des Körpers auf dieselbe Frequenz eingestellt werden wie das Ki im Körper, wird der betroffene Bereich geheilt, so als ob es nach einem gestörten Fernsehempfang plötzlich wieder ein klares Bild gibt.

Die Grundlage der Heiltechnik des Qigong ist Dao-yin (Do-In), und es gibt viele Patienten, die in mein Do-In-Zentrum kommen, wenn die anderen Ärzte sie aufgegeben haben. Vor einigen Jahren tauchte eine Frau mit einem Baby auf dem Arm auf, die über Mißbildungen an den Fingern der linken Hand des Kindes klagte und mich fragte, ob es denn nichts gäbe, um das Problem zu beseitigen. Tatsächlich waren die drei Finger zwischen dem Daumen und dem kleinen Finger des Kindes anomal kurz. Die Tränen stiegen ihr in die Augen, als sie mir erzählte, wie sie mit dem Baby von Klinik zu Klinik gezogen sei, ohne Erfolg. Nachdem ich das Kind untersucht und mit der Mutter gesprochen hatte, war ich sicher, daß das Problem geheilt werden konnte. Da es einer der Grundsätze der Kunst des Do-In ist, daß man seine Krankheit selbst heilen kann, beschloß ich, Do-In einzusetzen, um die Selbstheilungskräfte des Babys zu fördern. Aber ohne die Hilfe der Mutter war das nicht möglich. Deshalb lehrte ich sie die verschiedenen Techniken des Do-In, damit sie sie mit der Fürsorglichkeit einer Mutter am eigenen Kind anwenden konnte. Innerhalb von zwei Monaten hatten sich die drei verkümmerten Finger völlig normal entwickelt.

Do-In wie Qigong besitzen ungeheure Heilkräfte, aber sie entfalten ihre Wirkung durch die antennenähnliche Fähigkeit des Körpers, Ki zu empfangen. Deshalb hängt alles von der Qualität der Antenne des einzelnen Körpers ab. Tatsächlich ist es so, daß Ki ständig von unserem Körper ausgestrahlt wird. Wenn wir unsere Hand gegen eine

schmerzende Stelle pressen, dann deshalb, weil wir instinktiv wissen, daß die Handfläche Ki ausstrahlt.

1978 wurde in China eine Theorie veröffentlicht, die besagt, daß das Ki, das von den Handflächen ausstrahlt, Infrarotstrahlung ist. Es wurde berichtet, daß Infrarotwellen von neun Mikron (Mikron = tausendstel Millimeter) vom Körper leicht absorbiert werden und bis in sein Zentrum dringen. Heutzutage wird die Infrarottherapie auf vielerlei Weise in der modernen Medizin eingesetzt.

Es gibt eine andere wissenschaftliche Theorie, die besagt, daß das von den Handflächen ausströmende Ki eine Art Enzym ist. Wenn das stimmt, ist es kein Wunder, daß Ki Krankheiten heilen kann. Hergestellt werden die Enzyme innerhalb des Körpers, aber wenn man sie künstlich von außen anwendet, aktivieren sie die innere Vitalität. Das kann man leicht demonstrieren, wenn man Blumen in zwei Vasen stellt. Halten Sie jeden Tag Ihre Hände über die eine Vase, so daß Ihr Ki in die Blumen eindringen kann. Die Blumen in dieser

Vase werden sich schneller entwickeln, ihre Farbe wird kräftiger sein, und sie werden länger halten.

Eine dritte Theorie behauptet, daß es sich bei Ki um eine Art menschlichen Elektromagnetismus handelt. Fische wie Zitteraal oder Zitterrochen können genug Elektrizität erzeugen, um sogar einen Ochsen oder ein Pferd zu betäuben. Vielleicht können auch Menschen Elektrizität erzeugen, und sowohl Wissenschaftler in der früheren Sowjetunion wie auch in den Vereinigten Staaten untersuchen die elektrischen Ströme im Körper des Menschen. Elektroenzephalographen und Elektrokardiographen, die eingesetzt werden, um die Gehirn- und die Herzfunktionen zu überwachen, können den schwachen elektrischen Impuls messen, den der Körper erzeugt, und daher ist es auch nicht abwegig anzunehmen, daß es etwas im Körper gibt, das eine elektrische Spannung erzeugt, die man «vitales Ki» nennen könnte.

Nach Professor Sasaki Shigemi von der *University of Electro-Communications* ist Ki vergleichbar mit der sogenannten Nullpunktsenergie in der Quantenmechanik. Dies bezieht sich auf eine schwache Energie, die in einem Umfeld entdeckt wird, in dem es gemäß den momentan gültigen Gesetzen der Physik gar keine geben dürfte. So wurde das folgende Experiment durchgeführt. Leitungswasser wurde zum Kochen gebracht, dann wurde der Wasserdampf gekühlt, um ein ionisiertes Destillat zu bekommen, das von der Elektrizität leichter durchdrungen werden kann. Ein Qigong-Meister, zu dessen Kunst es gehört, Qi (Ki) zu lenken, ließ Ki in das destillierte Wasser strömen. Dabei benützte er die heilenden Kräfte, die den Händen eigen sind, stand etwas entfernt von dem Wasser, hielt seine Hände darüber und erfüllte es mit Ki. Dieses ki-angereicherte Wasser hatte einen geringeren elektrischen Widerstand als das Wasser ohne Ki, der pH-Wert allerdings war gleichgeblieben, das hieß, die Ionen waren nicht verändert worden. Aus dem geänderten Widerstand war jedoch zu ersehen, daß durch den Einfluß der Energie des Ki im Wasser ein Wandel vor sich gegangen war. Ki hatte also eindeutig eine Wirkung auf das Wasser gehabt. Auf diese Weise wurde die Existenz des Ki, das durch die hochentwickelten Kräfte der Philosophen des alten China entdeckt worden war, mit modernen wissenschaftlichen Methoden nachgewiesen.

Als nächstes möchte ich Ihnen eine interessante Theorie vorstellen, die Ki und den Atem betrifft. Der Nobelpreisträger Yukawa Hideki verdankt seinen Erfolg in der Teilchen-Physik zum Teil einem Hinweis in diesen Zeilen des Tang-Dichters Li Bo, die das taoistische Denken verkörpern:

Himmel und Erde sind die Wohnung von zehntausend Dingen,
die vorübergehenden Tage und Monate sind die flüchtigen Reisenden von hundert Zeitaltern.

Dr. Seki Hideo, ein ehemaliger Professor der Universität von Tokio, verfolgte diese Fragestellung und stellte, inspiriert von seiner Forschung auf dem Gebiet der Elektronik und der Elektrokommunikation, eine Theorie auf, deren wichtigstes Element «dunkle Teilchen» (dark particles) sind. Nach naturwissenschaftlichen Forschern organisieren sich subatomare Teilchen, um Atome zu formen, die sich dann wiederum zu Molekülen zusammensetzen und diese wiederum zu chemischen Verbindungen. Sowohl organische wie anorganische Materie besteht aus Atomen. Sogar Licht und Kraft können auf diese Weise analysiert werden. Kurz gesagt, die heutige Wissenschaft beschreibt alle natürlichen Phänomene in den Begriffen der Elementarteilchen. Professor Seki zufolge bilden die subatomaren «dunklen Teilchen» die Basis der Materie. Diese Teilchen sind kleiner als Elektronen und können sich deshalb problemlos zwischen Elektronen und Atomkern hindurchbewegen. Er glaubt, daß diese Teilchen so aufgefaßt werden können, daß sie dem entsprechen, was in der asiatischen Welt bisher als Ki bezeichnet wurde. «Wenn wir atmen», erläutert Professor Seki, «dann nehmen wir in Wirklichkeit ‹dunkle Teilchen› in un-

serem Körper auf und damit die In-
formationen, die sie mit sich tragen.»

Der Atem – die Grundlage jeder Kunst und Fertigkeit

Im alten China wurde der Atem als das
wesentliche Medium angesehen, das Ki
sammelte und es zirkulieren ließ. Deshalb wurden in China im Lauf der Jahrhunderte verschiedene Atemtechniken
entwickelt. Aber die Tradition der Ge-
heimhaltung in den verschiedenen
Schulen, die diese Techniken hervor-
gebracht hatten, verhinderte, daß sie
jemals gesammelt oder systematisiert
wurden. In Japan andererseits wurden
Atemtechniken entwickelt und gelehrt, die in Verbindung mit Laufttech-
niken angewandt werden sollten. Die
Aufzeichnungen eines großen Mannes
in der Welt des No-Dramas geben seinen Eindruck von der Kunst des
Schreitens folgendermaßen wieder:
«Als man mir die Prinzipien des Ge-
hens und Atmens beibrachte, merkte
ich, wie ähnlich sie jenen im No-Dra-

ma waren. Das Wesen der Kunst des
Schreitens ist es, Luft in das Zinnoberfeld unterhalb des Nabels zu ziehen
(siehe S. 84, 91). Der Atem wird in drei
Typen klassifiziert (groß, mittel und
klein) und von diesen aus in hundert
Untergruppen.» Der wichtigste Punkt
in seinen Bemerkungen war, daß Luft
in das Zinnoberfeld eingeführt wird.

Ich habe immer betont, daß Atemtechniken das Fundament des Do-In
sind. Nun ist klar, daß dieselben Techniken im Zentrum der Kunst des
Schreitens stehen. Und sie sind nicht
auf das Schreiten beschränkt: Japani-
scher Tanz, Tee-Zeremonie, Blumen-
Arrangieren, Kabuki – eigentlich erfordern alle diese Künste eine korrekte
Atemtechnik. Dasselbe gilt für die
Kampfkünste – Jiu-Jitsu (der Vorläufer
von Judo) mit bloßen Händen, Bojutsu
mit einem Stab, Kenjutsu (der Vorläufer
des Kendo) mit einem Schwert –, keine
von ihnen kann ohne korrektes Atmen
gemeistert werden.

Es war für den Taoismus nahelie-
gend, das Konzept von Ki zu verfolgen,
um solche Techniken zu entwickeln. Es

79

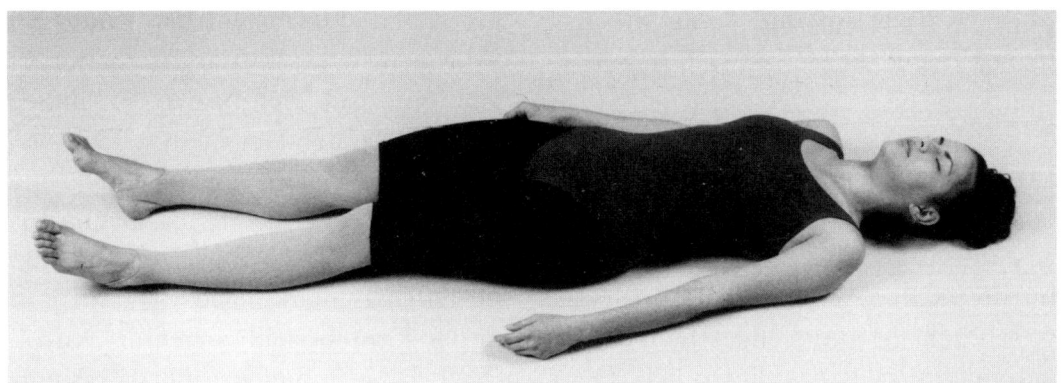

Legen Sie sich auf den Rücken, und atmen Sie durch den Mund ganz natürlich tief aus. Haben Sie das Ausatmen beendet, atmen Sie ganz natürlich durch die Nase ein.

gibt vier Möglichkeiten, Ki aufzunehmen: im Ruhen, im Sitzen, im Stehen und im Gehen. Im folgenden werde ich mich auf die ersten beiden beschränken.

I. Atemtechnik im Liegen
Man kann sich diesen Typ Atmung vorstellen wie bei einem gesunden Baby, das liegt.

1. Legen Sie sich hin und atmen Sie tief, immer ganz natürlich, nicht gezwungen. Atmen Sie durch den Mund aus.

2. Wenn Sie das Ausatmen beendet haben, beginnen Sie wieder mit dem Einatmen. Atmen Sie durch die Nase ein, aber ohne sich auf den Atemvorgang zu konzentrieren. Anfangs merken Sie es vielleicht nicht, aber mit der Zeit werden Sie feststellen, daß sich Ihr Bauch zu heben und zu senken beginnt. Das zeigt, daß die Menschen meistens nur die Hälfte ihrer Lungen zum Atmen einsetzen.
Wenn Sie ganz natürlich atmen, füllen Sie automatisch Ihre Lungen

vollständig mit Luft und atmen auch vollständig aus.

3. Wenn es Ihnen gelungen ist, natürlich zu atmen, lernen Sie, auf den eigenen Atem zu hören. Dies wird *Chosoku* oder «dem Atem lauschen» genannt. Aber das heißt nicht, daß Sie sich mit allen Sinnen auf das Lauschen konzentrieren sollen, sondern Sie atmen einfach natürlich weiter. Und falls Ihr Atem für einen Augenblick den Rhythmus verliert oder unterbrochen wird, passen Sie ihn nicht bewußt an, sondern lassen ihn ganz natürlich wieder zu seinem eigenen Rhythmus zurückkehren. Während Sie diese Atemtechnik ausführen, wird sich Ihr Geist von seinen vielfältigen Gedanken reinigen und Ki wird sich in Ihrem Unterleib ansammeln. Wenn Sie darauf achten, werden Sie feststellen, wie in Ihrem Unterleib immer wieder ein Wärmegefühl entsteht.

II. Atemtechnik in Sitzmeditation: das Ki des Universums in den Körper leiten

Wer schon einmal Zen-Meditation (Zazen) durchgeführt hat, ist bereits mit dem Idealzustand des «Nichts» oder der «Leere» (Mu) vertraut. Aber es ist ungeheuer schwer, dieses Stadium zu erreichen. Während der Meditation drängen sich zahllose Gedanken ins Bewußtsein. Unter den anspruchsvollen Techniken zur Erlangung von Mu ist die sitzende Zen-Meditation am leichtesten durchzuführen. Gedanken, die aufsteigen, läßt man einfach durch das Bewußtsein fließen; man muß sie nicht verjagen oder auszulöschen versuchen. Aber wenn man Zazen zu praktizieren beginnt, um damit etwas Bestimmtes erreichen zu wollen, wie eine Krankheit zu heilen oder Geld zu verdienen, wird man scheitern. Man darf an gar nichts denken und soll wie die Luft in einem Gefäß werden, um den Zustand des Nichts zu erreichen.

Genau dies ist auch das Ideal der Do-In-Meditation. Jeder kann diese Technik ausüben und ihre positiven Wirkungen, zu denen unter anderem folgende gehören:

1. Krankheiten werden geheilt. (Hat man Symptome wie etwa Rückenschmerzen, Schwere im Kopf oder Atemprobleme, geht man die physische Manifestation der Krankheit zunächst durch andere Do-In-Praktiken an und beginnt danach erst mit der Meditation.)

2. Nervosität und Ängstlichkeit werden abgebaut.

3. Man kann Gefahren im voraus wahrnehmen.

4. Man kann die Zukunft vorhersehen.

Alle diese positiven Wirkungen entstehen, wenn man das Ki des Universums für den eigenen Körper nutzbar macht.

Betrachten wir zuerst die Sitztechnik des *Banza*, auch *Kekka-Fusa* genannt. Das «ka» des letzteren Begriffs bezieht sich auf die Innenseite des Fußes, und das «fu» auf dessen Außenseite. Beugen Sie das rechte Bein und legen es auf den linken Oberschenkel. Dann nehmen Sie das linke Bein, heben es über das rechte Knie und lassen es auf dem rechten Oberschenkel ruhen. Beide Fußsohlen schauen nach oben. Banza bedeutet, bewegungslos wie ein großer Stein dazusitzen. Ein weiterer Begriff für diese Art des Sitzens ist *Soban-Fusa*. Anfangs fällt es schwer, sich daran zu gewöhnen, und vielen mag es wohl nicht gelingen. Aber mit zunehmender Übung wird diese Sitzhaltung immer natürlicher. Für jene, denen es nicht gelingt, diesen Punkt zu erreichen, gibt es eine gemäßigtere Stellung, bei der man nur ein Bein auf den Oberschenkel des anderen, gebeugten Beines legt. Diese einfachere Technik wird *Tanbanza* genannt. Atmen Sie dabei immer ganz natürlich.

Wenn Sie in dieser Position sitzen, werden alle Ihre Gedanken verblassen, und in Ihrem Unterleib wird sich Ki ansammeln. Achten Sie darauf, ob sich in Ihrem Unterleib vielleicht ein Wärmegefühl entwickelt.

82

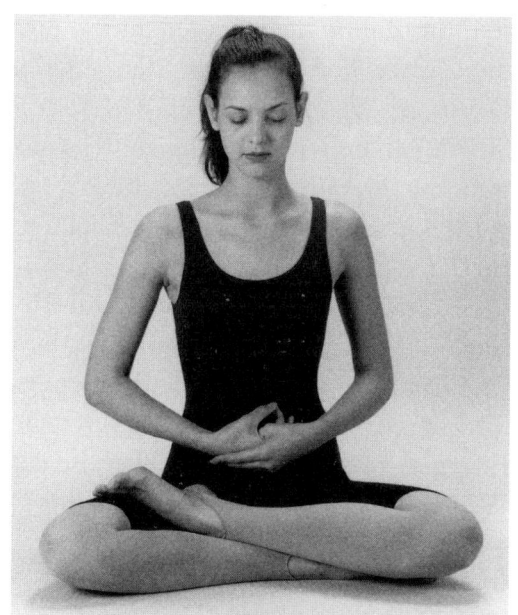

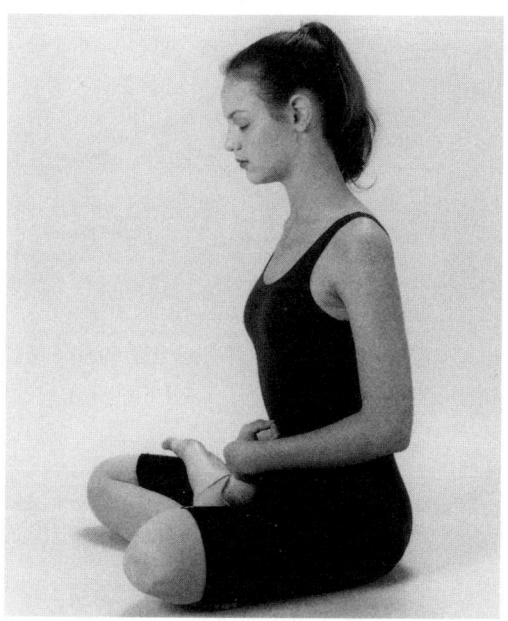

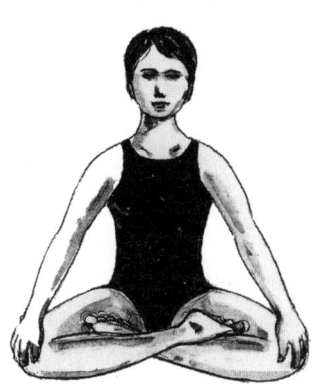

Die vollständige Banza-Haltung, bei der die Füße jeweils auf dem gegenüberliegenden Oberschenkel ruhen.

Die Atemtechnik im Sitzen zur Steigerung der Energie

Sitzen Sie mit geradem Rücken, die Augen nur so weit geöffnet, daß ein kleiner Lichtstrahl einfallen kann. Umfassen Sie Ihre Hände in der Art des *Chikki*: Die Finger der rechten Hand sind ausgestreckt, nur der Mittelfinger (zwischen dem Zeige- und dem Ringfinger) ist unter den Daumen gebogen. Die linke Hand ergreift die rechte von oben, wobei der linke Daumen vom Daumen und gebeugten Mittelfinger der rechten Hand umfaßt wird (siehe auch die Illustration auf der folgenden Seite). Die Beine befinden sich in der Tanbanza-Stellung, wenn Banza Ihnen zu schwerfällt.

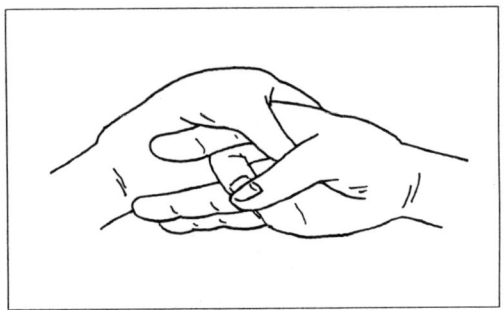

Der *Chikki*-Handgriff, der bei der Sitzmeditation eingesetzt wird

Eine Variante der Sitzhaltung benützt den *Chikki*-Handgriff, bei dem man mit Daumen und Mittelfinger der rechten Hand einen Kreis bildet, dann mit der linken Hand die rechte ergreift, wobei der linke Daumen in den Kreis geführt wird, bis er auf der Höhe des Ringfingers ist. Der Sitzende läßt beide Hände unterhalb des Nabels ruhen. Achten Sie darauf, die Hände nicht auf dem Schoß abzulegen, da dies Schulterverspannungen nach sich zieht. Schließen Sie die Augen, aber nicht ganz, sondern lassen Sie sie einen Spalt weit offen, so daß etwas Licht eindringen kann. Der Mund ist fest geschlossen, die Zähne liegen aufeinander, und die Zunge berührt leicht den oberen Gaumen. Wenn Sie Ihren Geist von Störungen befreit haben, er zentriert ist und Sie Gemütsruhe erreicht haben, dann konzentrieren Sie Ihre Vitalität, Ihr Ki und Ihren Geist in das Zinnoberfeld unterhalb Ihres Nabels, und fahren Sie damit fünf bis zwanzig Minuten lang fort. Ki ist eine Quelle des Lebens und des Todes; Vitalität ist sexuelle Energie, und Geist ist beispielsweise das Wirken der Seele im Traumzustand.

DIE BEFEHLSKETTE IM GEHIRN LÖSEN UND DIE INNEREN ORGANE HARMONISIEREN

Der Kern dieser Technik der ruhigen Sitzmeditation ist es, «auf das Ki zu lauschen», das Sie atmen. Dazu braucht man keine bestimmte Technik; Sie sitzen einfach in Meditation und konzentrieren Ihre Sinne auf die Wahrnehmung von Ki. Das bedeutet aber nicht, daß Sie alle Nervenfasern anspannen sollen oder sich auf Nase und Lungen oder auf das Geräusch konzentrieren müssen, das die Luft beim Atmen macht. Sondern Sie sollen sich vielmehr jedes Zyklus von Einatmung und Ausatmung bewußt sein, ohne diese automatisch werden zu lassen.

Diese Form der Sitzmeditation bringt Ruhe, da die Befehlskette des Gehirns vorübergehend entspannt wird, aber sie schließt auch Aktivität ein, indem die inneren Organe harmonisiert werden. Diese Methode, die Hände zu halten und dem Atem zu lauschen, kommt bei anderen Gesundheitspraktiken nicht vor, besonders der Chikki-Handgriff war bisher geheimgehalten worden.

Aber es gibt auch Warnzeichen, auf die man achten sollte:

1. Sollten Sie im Rückgrat Schmerzen empfinden, Schwere im Kopf, Atemprobleme oder anderes körperliches Unbehagen, dann unterbrechen Sie die Meditation, und nehmen Sie sie erst wieder auf, wenn die Beschwerden verschwunden sind.

2. Es kann vorkommen, daß der Körper während der Meditation urplötzlich zu zittern anfängt. Das bezeichnet man als *Shindo*-Phänomen, und manche halten es für gesundheitsfördernd. Dagegen bin ich der Meinung, daß es gesundheitsschädliche Wirkungen haben kann, und empfehle deshalb, sofort mit der Meditation aufzuhören, falls es auftreten sollte.

3. Wenn Sie mit dem Meditieren anfangen, stellen Sie vielleicht Wirkungen fest, die Sie normalerweise nicht bemerken, wie etwa schneller Atem oder Atemzüge verschiedener Länge. Versuchen Sie nicht, Ihre Atemzüge bewußt länger oder gleichmäßiger zu machen, vertrauen Sie einfach Ihrem natürlichen Rhythmus.

Für manche Menschen ist es ganz normal, abwechselnd sehr flach und sehr tief zu atmen; es gibt keinen Grund, diesen Prozeß künstlich regulieren zu wollen. Überlassen Sie Tempo und

Tiefe der Atemzüge einfach der Natur. Wer mit Zen vertraut ist, bringt diese Atemübung vielleicht mit der des Zazen in Verbindung oder hat vielleicht das Gefühl, er müsse ganz tief aus dem Bauch atmen, aber beides ist nicht erforderlich. Das würde die Fokussierung des Denkens verlangen, die der hier beschriebenen Art von Sitzmeditation abträglich ist.

Während Sie allmählich tiefer in den Meditationszustand versinken, werden Sie merken, daß sich Ihr geistiges Störfeld klärt bis zu dem Punkt, an dem Sie eine vollkommene Wesensganzheit erreichen. Wenn Sie dort angelangt sind, werden Sie auch nicht mehr auf Ihre Atemtätigkeit achten. Dies nennen wir den Zustand des Nicht-Selbst. Wenn Sie dieses Stadium erreichen und schläfrig werden, können Sie gerne die Meditation unterbrechen, sich ausstrecken und schlafen. Es gibt keinen Grund, dagegen anzukämpfen. Wenn Sie aufwachen, werden Ihre Anspannung und Ihre Ängste verschwunden sein. Zahlreiche Beispiele haben gezeigt, daß die Sitzmeditation auch in Fällen von manischer Depression nützlich sein kann.

Ich würde jetzt gerne etwas genauer auf die Begriffe der «Vitalität», «Ki» und «Geist» eingehen, die ich bereits eingeführt habe. Ein Mensch kann nur dann ein gesundes Leben führen, wenn diese drei Elemente vollkommen verwirklicht werden. Wie schon gesagt, wird unter «Vitalität» die sexuelle Energie verstanden. Die meisten Menschen denken dabei fälschlicherweise nur an den Geschlechtsakt selbst. Natürlich beinhaltet Vitalität auch das, aber in seiner viel umfassenderen Bedeutung bezeichnet dieser Begriff die Lebenskraft in ihrer Gesamtheit. «Ki» ist die vorgegebene fundamentale Kraft, mit der die Menschen bei der Geburt ausgestattet werden. Inneres Ki hat Zugriff auf äußeres Ki und läßt es durch den Körper kreisen. Wenn Ki im Körper vollständig verwertet wurde, wird es zu Vitalität, und Vitalität ihrerseits kann erneut zu Ki werden. «Geist» wird ebenfalls erzeugt, wenn Ki in ausreichender Qualität durch den Körper kreist. Der Geist gründet sich also auf Ki. Mit modernen Begriffen könnte man «Geist» als «Vernunft» oder «Intelligenz» bezeichnen. Wenn die Menschen diese Fähigkeit verlieren, sind sie nicht mehr als Tiere, die allein auf der Basis von Vitalität und Ki funktionieren.

Do-In befreit zunächst den Körper von Krankheit und fördert Vitalität und Ki, und dann auf dieser Grundlage auch den Geist. Auf diese Weise ergibt das taoistische Gedankengut des Gelben Kaisers und des Laotse, das die Menschheit mit dem Universum verbindet, ein unübertroffen wirksames Gesundheitssystem.

SWAISO – SCHÄDLICHES KI DURCH ARMBEWEGUNGEN HERAUSTREIBEN

Eine weitere wohltuende Heiltechnik ist *Swaiso* (wörtlich «Armschwingen»), das im modernen China sehr beliebt ist. Einfach gesagt, besteht Swaiso darin, die Arme vor- und zurückzuschwingen, um schädliches Ki abzuschütteln. Dieses schädliche Ki ist die Quelle von Verhärtungen, Steifheit und Enge der Brust und aller Arten von Krankheit. Es ist das Ziel von Swaiso, schädliches Ki abzuschütteln und seine Verbindungen mit der Krankheit im Körper zu lösen.

Wie ich bereits gesagt habe, ist das zentrale Ziel des Do-In, schädliches Ki zu vertreiben, den ungehinderten Fluß von Ki in alle Teile des Körpers wiederherzustellen und Blut und Lymphe normal zirkulieren zu lassen. Swaiso ist eines der Mittel, um dieses Ziel zu erreichen.

Eine einfache Übung

Swaiso ist verblüffend einfach. Ich werde die Bewegungen der Reihenfolge nach erklären:

1. Stehen Sie vollkommen gerade, die Füße fest auf dem Boden und ungefähr eine Schulterbreite auseinander. Drücken Sie die Zehen nach unten, als wollten Sie sie in den Boden pressen.

2. Dann schwingen Sie beide Arme gleichzeitig nach hinten und wieder

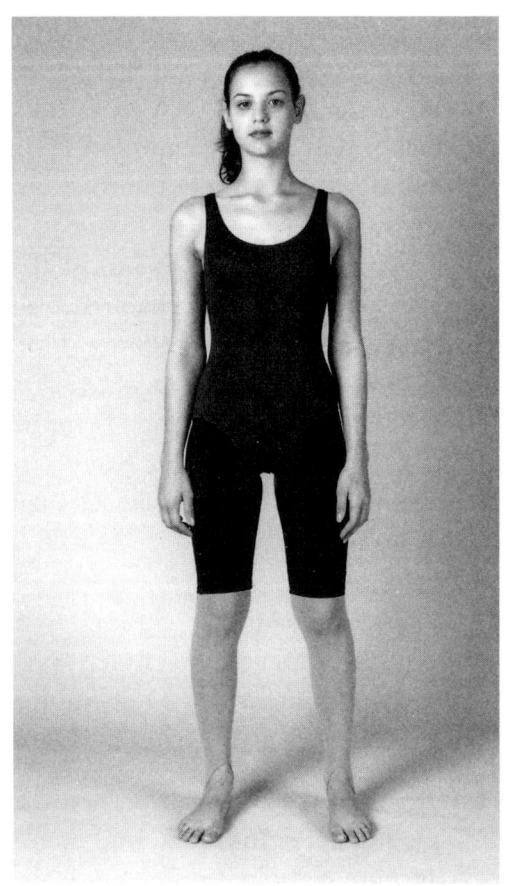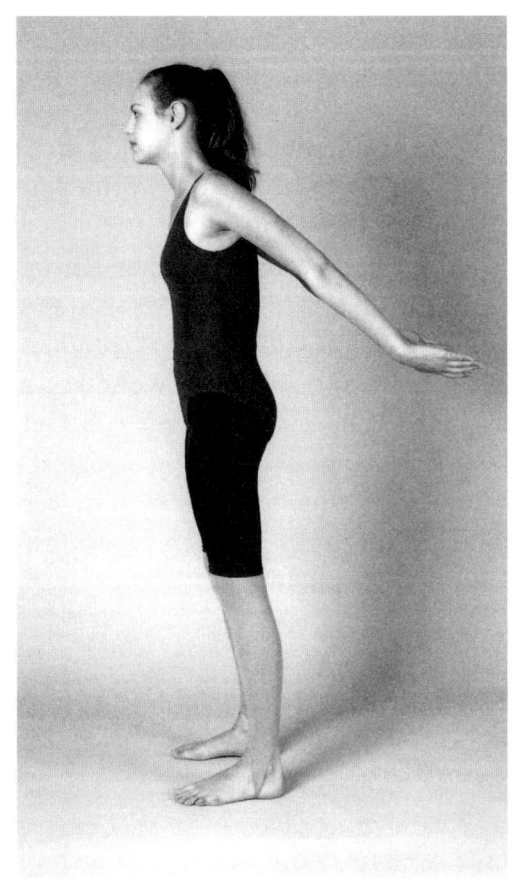

Stehen Sie vollkommen gerade, und schwingen Sie beide Arme gleichzeitig nach hinten …

nach vorne. Wenn Sie die Arme nach hinten schwingen, setzen Sie etwas Kraft ein. Das Schwingen nach vorne erfolgt ohne Kraft, wird

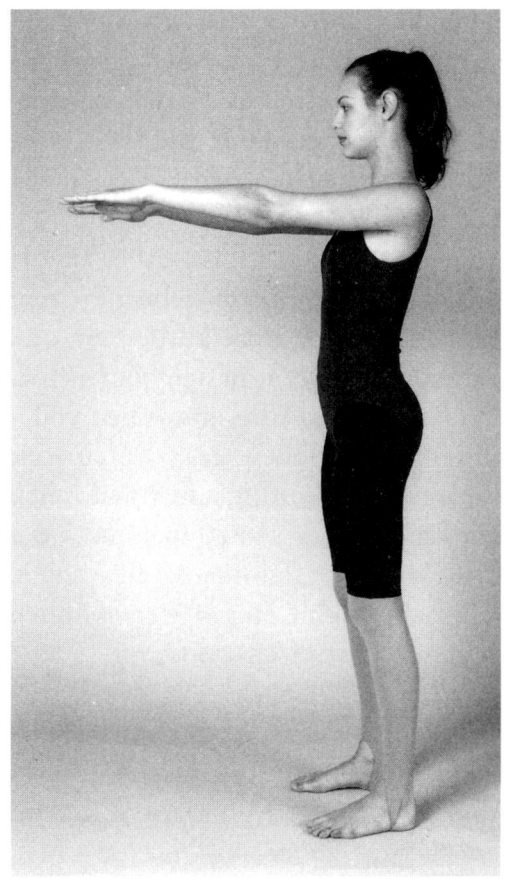

... und dann wieder nach vorne.

schauen Ihre Handflächen nach unten. Halten Sie die Ellenbogen durchgedrückt. Schauen Sie gerade nach vorne, und lassen Sie Ihre Aufmerksamkeit nicht wandern. Zählen Sie die Anzahl der Schwünge in Gedanken, aber nicht laut.

3. Anfänger sollten ihre Arme zwei- bis dreihundert Mal schwingen lassen, und dies dann allmählich steigern bis zu der idealen Anzahl von ein- bis zweitausend Schwüngen, wofür man bis zu dreißig Minuten brauchen kann.

Steifheit und Enge des Oberkörpers beseitigen

Alle inneren Organe liegen im oberen Teil des Körpers, der untere Teil besteht nur aus dem Gesäß und den Beinen. Daher muß der obere Teil des Körpers die meiste Arbeit verrichten, und dieser Körperhälfte sind wir uns am besten bewußt. Anders ausgedrückt, ist in unserem alltäglichen Leben der obere Teil des Körpers im allgemeinen «voll» und der untere Teil «leer». Wenn Sie bei-

nur vom Schwung der Bewegung getragen. Zu Beginn des Schwungs

spielsweise acht Stunden ohne Pause lesen, werden Ihre Augen rot, Ihr Kopf schwer und Ihr Geist erschöpft sein. Das kommt daher, daß der Kopf übermäßig voll geworden ist im Verhältnis zum Rest des Körpers, und dies ist eine Quelle von Erschöpfung und Krankheit. Der gesamte Oberkörper kann dieses Gefühl der Schwere und Völle entwickeln, das wiederum den Unterkörper sich «leer» fühlen läßt. Wenn dieser Zustand über einen längeren Zeitraum anhält, steigt die Erschöpfung, und es kommt aufgrund der Ansammlung von schädlichem Ki zu einer Reihe von Krankheiten.

Das Ziel von Swaiso ist, die Gleichung «oben voll – unten leer» zu verwandeln in «oben leer – unten voll». Wenn man die Übung durchführt, befreit man seinen Körper vom schädlichen Ki und der damit einhergehenden Steifheit und Enge im Oberkörper und läßt frisches Ki wieder normal fließen. Um dies zu erreichen, stellen Sie sich mit schulterbreit gespreizten Füßen hin und führen die Übung mit lockeren Muskeln und sanften Bewegungen aus,

dabei konzentriert sich Ihr Geist auf Ihre Fingerspitzen, wenn Ihre Arme wie ein Pendel vor- und zurückschwingen. Bemühen Sie sich, den Punkt zu erreichen, wo Sie das jeden Tag eintausendmal tun.

Der wichtigste Punkt dabei ist, sicherzugehen, daß man siebzig Prozent der Kraft in den Unterkörper legt und nur dreißig Prozent in den oberen Teil. Das ist der beste Weg, um «oben voll – unten leer» in «oben leer – unten voll» zu verwandeln. Allmählich wird sich der Oberkörper entspannen und der Unterkörper stark und gesund werden. Selbst chronische Krankheiten können so allmählich verschwinden.

Entspannung des Oberkörpers und Senkung des Schwerpunktes

Aber es ist nicht leicht, das Verhältnis von siebzig zu dreißig zu erreichen. Folgende wichtige Punkte sollten Sie dabei nicht vergessen:

1. Lassen Sie die Kraft aus Ihrem Oberkörper abfließen. Bleiben Sie in den Schultern locker, und

schwingen Sie die Arme ganz natürlich.

2. Halten Sie den Schwerpunkt im Unterkörper. Das ist notwendig, um Punkt 1 durchzuführen. Um dies zu erreichen, stellen Sie Ihre Fußsohlen fest auf den Boden. Achten Sie darauf, diese Übung barfuß durchzuführen, ohne Strümpfe.

3. Versuchen Sie das Gefühl zu entwickeln, daß Ihr Kopf schwebt, als hänge er von oben herab. Damit lassen sich die Schultern entspannen.

4. Entspannen Sie die Mundmuskeln. Ihr Mund muß sich dabei nicht öffnen, aber knirschen Sie nicht mit den Zähnen oder verkrampfen die Kiefermuskeln.

5. Versuchen Sie, Ihren Geist von allen Gedanken zu befreien. Auch dies hilft, den Oberkörper leer werden zu lassen.

6. Stehen Sie aufrecht mit geradem Rücken.

7. Ihr Becken sollte die Achse der Bewegung sein.

8. Heben Sie die Ellbogen nicht zu hoch.

9. Lassen Sie Ihre Arme frei herunterhängen.

10. Stellen Sie sich vor, Ihre Arme seien Ruder, und Sie rudern durch die Luft.

11. Konzentrieren Sie einen Teil Ihrer Energie auf das Zinnoberfeld, eine Stelle, die meist als etwa sieben Zentimeter unterhalb des Nabels liegend beschrieben wird, die aber in Wirklichkeit sieben Zentimeter hinter dem Nabel im Innern des Körpers liegt. Diese strategische Stelle in der taoistischen Heilkunde können Sie sich einfach als den Unterbauch denken, und Sie sollten sich bei den Übungen auf dieses Gebiet konzentrieren.

12. Spannen Sie die Innenseiten der Oberschenkel nicht an. Auch wenn Sie die Energie in Ihrem

91

Unterkörper sammeln, sollten Sie es vermeiden, Ihre Oberschenkelmuskulatur zu verspannen.

13. Versuchen Sie den Anus in einem 90-Grad-Winkel zum Boden zu halten.

14. Stellen Sie sich vor, Ihre Fersen seien schwere Steine – halten Sie sie fest auf dem Boden.

15. Drücken Sie Ihre Zehen etwas nach unten, als wollten sie sich in den Boden bohren.

16. Achten Sie beim Armeschwingen darauf, daß Ihre Handflächen nach unten schauen.

Lassen Sie Ihre Beine zu Bäumen werden, die ihre Wurzeln in die Erde senken

Unter den obengenannten sechzehn Punkten finden Sie mehrere Hinweise, wie Sie das Verhältnis von siebzig zu dreißig erreichen können, das Sie benötigen, um das Ideal von «oben leer – unten voll» zu erreichen. Diese wollen wir uns nun genauer ansehen.

Wenn Sie Ihre Arme zurückschwingen lassen, sollten Sie Ihre Füße zum Zentrum der Schwerkraft machen. Stellen Sie sich vor, Ihre Füße seien alte Bäume, deren Wurzeln sich in den Boden senken, oder sie wären Pfähle, die man tief in den Boden treibt. Da Meridiane von den Fußsohlen ausgehen, wird bei dieser Haltung das kireiche Blut in diesem Gebiet massiert. Die davon ausgehende positive Wirkung breitet sich auf Muskeln, Haut und Knochen des gesamten Körpers aus.

Weil Swaiso eine Übung ist, die die Arme betrifft, wird häufig fälschlicherweise angenommen, man könne die Beine vernachlässigen. Aber wenn man zuläßt, daß sich die Beine entspannen, kehrt man zu «oben voll – unten leer» zurück, und die Übung schlägt fehl. Da man bei der Übung die Arme schwingt, vergessen die meisten Menschen dabei die Beine und das Becken. Die Übung heißt zwar «Swaiso» (Armschwingen), aber in Wirklichkeit sind die Beine und die Hüften wichtiger als die Arme.

92

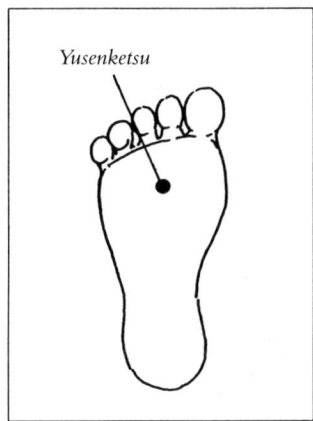

Yusenketsu

Ein besonders wichtiger Tsubo auf den Fußsohlen

Von besonderer Bedeutung ist ein Akupunkturpunkt (Tsubo) auf den Fußsohlen, der «Punkt der sprudelnden Quelle» (*Yusenketsu*) heißt und die Nierentätigkeit lenkt. Die Füße sind die Quelle der Heilung für viele Krankheiten der inneren Organe. Infolgedessen ist es möglich, das Gleichgewicht im Ki-Blut wiederherzustellen und diese Krankheiten zu überwinden, indem man seine Kraft auf die Füße konzentriert.

Während Sie Swaiso praktizieren, werden Sie merken, wie die Enge in der Brust und im Unterleib verschwindet und sich ein Gefühl des Wohlbehagens entwickelt. Beide Füße werden warm werden, da das Blut jetzt Gebiete erreicht, wo es zuvor nicht wirkungsvoll zirkuliert hat. Wenn dies geschieht, ist es ein Beweis dafür, daß das kireiche Blut, das im Mittelpunkt der Übung steht, jetzt ungehindert fließt.

Darin liegt auch die größte Wirkung von Do-In als Gesundheitstechnik, und aus diesem Grund wird die Methode des Do-In auch als die wichtigste im chinesischen Heilsystem angesehen. Beim Trainieren der Arme und Beine während des Swaiso werden die Muskeln von Rücken, Brust und Bauch ganz natürlich mit einbezogen. Dies wiederum beseitigt die Hindernisse für die Zirkulation des Ki-Blutes und vermindert die Menge müden Blutes. Auch die Meridiane funktionieren wieder normal.

Zu den Krankheiten, die am häufigsten von Swaiso gelindert werden, gehören zu hoher oder zu niedriger Blutdruck, Leberzirrhose und Arthritis.

Die meisten Rheumatismus-Patienten, die zum Nihon Dokan kommen, leiden schon mehr als zehn Jahre unter dieser Krankheit, haben Verkrüppelungen an Händen und Beinen und sind von den Vertretern der westlichen Medizin aufgegeben worden. Wenn auch Sie seit nicht mehr als drei oder vier Jahren unter Arthritis leiden und noch in dem Stadium sind, wo sich an einem Tag in der rechten Hand Flüssigkeit bildet und am anderen Tag in der linken, dann kann Swaiso Ihnen helfen. Falls diese Übung Ihren Zustand nicht verbessert, bedeutet es, daß die Krankheit schon zu weit fortgeschritten ist, und dann sollten speziellere Übungen angewandt werden.

94

Kapitel Vier

Behandlung und Linderung chronischer Beschwerden

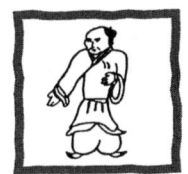

DIE KUNST DES DO-IN IN FÜNFZEHN PUNKTEN

Fünfzehn Punkte stehen bei der Aus-
übung des Do-In im Zentrum. Das
mag sich nach viel anhören, aber diese
fünfzehn kann man in vier Gruppen
einteilen: Punkte, die die Atmung betreffen; Punkte, die vor Beginn der
Do-In-Übung zu berücksichtigen sind;
solche, auf die man während der
Übung achtet, und Punkte, die die Beendigung der Übung betreffen. Alle
sind einfach und leicht zu merken.

Zu Anfang achten die meisten Menschen sehr genau darauf, die Regeln zu
befolgen, aber je besser sie mit den Methoden vertraut werden, desto mehr
haben sie das Gefühl, sie könnten
schon mal den Weg abschneiden. Aber
von diesen fünfzehn Regeln ist jede
einzelne von wesentlicher Bedeutung,
um die Wirksamkeit dieser Kunst zu
steigern, und daher sollte jede Regel
jedesmal ohne Abstriche beachtet
werden.

Das Atmen

1. Atmen Sie immer durch die Nase
   ein und durch den Mund aus. Beim
   Einatmen sollte der Mund geschlossen sein. Um das frische Ki so
   gründlich wie möglich durch Ihr
   System zu leiten, sollten Sie die Luft
   in Ihren Lungen ganz ausatmen. Das
   sichert auch automatisch die Zirkulation der Luft, wenn Sie wieder
   einatmen.

2. Wenn Sie Ihre Atmung Ihren Kör-
   perbewegungen anpassen, sollten
   Sie es so einrichten, daß Sie bei der
   Beendigung der Übung mit der
   Ausatmung fertig sind.

3. Die Bewegungen, mit denen Sie
   Ihre Atmung begleiten, sollten ge-
   nerell mit geschlossenen Augen er-
   folgen. Allerdings gibt es auch einige Übungen, die mit offenen Augen
   durchgeführt werden, und in diesen
   Fällen sollten Sie den dazugehöri-
   gen besonderen Anweisungen folgen.

Die meisten Leute halten die Atmung für etwas, das unbewußt und ohne besondere Anstrengung ausgeführt wird. Das ist ein gravierender Fehlschluß. In der heutigen Zeit gibt es viele Menschen, die falsch atmen, und das führt zu Funktionsstörungen und Krankheiten. Konzentrieren Sie sich immer darauf, den Regeln genau zu folgen. Man kann es nicht oft genug wiederholen, daß die besonderen Wirkungen des Do-In, die es unter den Heilpraktiken so einzigartig erfolgreich macht, sich auf die Verbindung von korrekter Atmung mit angemessenen Körperbewegungen gründen.

Vorbereitung einer Do-In-Übung

4. Öffnen Sie ein Fenster, damit viel frische Luft in den Raum kann. Falls möglich, lassen Sie das Fenster während der Übungen offen, aber im Winter sollte man es besser schließen, damit es im Zimmer nicht zu kühl wird.

5. Tragen Sie bequeme Kleidung, die weder einschnürt noch die Bewegungen behindert. Sie können zu den Übungen auch Nacht- oder Unterwäsche tragen. Legen Sie allen Schmuck und anderes Zubehör wie Halsketten, Uhren, Brillen oder Kontaktlinsen ab. Führen Sie die Übungen mit bloßen Füßen, also auch ohne Strümpfe, aus.

6. Beginnen Sie die Übungen stets mit leerem Magen. Warten Sie nach den Mahlzeiten mindestens zwei Stunden, bevor Sie damit anfangen. Und führen Sie die Übungen nicht öfter als dreimal am Tag durch.

7. Auch nach dem Genuß von Alkohol sollten Sie warten, bis die Wirkung verflogen ist, bevor Sie mit dem Üben beginnen.

8. Nach einem Bad sollten Sie mindestens zehn Minuten warten, damit sich die Körpertemperatur wieder normalisieren kann, bevor Sie mit den Übungen anfangen.

Die Punkte vier und fünf spielen eine wesentliche Rolle dabei, das schädliche Ki, das sich im Körper angesammelt hat, zu vertreiben. Enge Kleidung behindert die Zirkulation des guten Ki ebenso wie die Vertreibung des schädlichen Ki. Und da dieses ungesunde Ki insbesondere von den Fußsohlen ausgeschieden wird, ist es unumgänglich, die Übungen barfuß durchzuführen.

Die Punkte sechs und sieben beziehen sich auf den Zeitpunkt, den Sie für die Übungen wählen. Suchen Sie sich die Tageszeit aus, die Ihnen am besten paßt. Morgens gleich nach dem Aufwachen ist häufig der günstigste Zeitpunkt, denn Sie können einige der Übungen auch im Bett ausführen.

Während der Do-In-Übung

9. Schließen Sie zuerst die Augen (außer in den wenigen Fällen, in denen es anderslautende Anweisungen gibt), entspannen Sie Ihre Schultermuskeln, und lassen Sie Ihren Geist sein natürliches Gleichgewicht finden.

10. Dann atmen Sie gründlich aus, um Ihren Körper von schädlichem Ki zu befreien. Dies muß mindestens einmal durchgeführt werden. Dann können Sie mit den verschiedenen Übungen beginnen.

11. Gehen Sie bei den Übungen nicht bis zum Äußersten. Der richtige Weg, um Funktionsstörungen und Krankheiten zu heilen, besteht darin, nur so lange zu üben, wie man sich wohl fühlt. Schaffen Sie es beispielsweise nicht, die empfohlene Zahl an Wiederholungen auszuführen, ist es völlig in Ordnung, nur so lange zu üben, wie Sie sich dabei wohl fühlen.

12. Vor den Übungen, bei denen ein Körperteil massiert wird, sollten Sie Ihre Handflächen warmreiben. Im Winter könnten Sie Ihre Hände über der Heizung anwärmen. Auch sollten Sie die Haut unbedingt direkt massieren, nicht durch Kleidung hindurch. Reiben Sie vier- oder fünfmal, damit die Stelle sich erwärmt. Führen Sie diese Massagen nicht mechanisch aus, sondern in dem Verlangen, daß es Ihrem Körper bessergeht.

99

Die Punkte neun und zehn sollten bei jeder Übung befolgt werden. Selbstverständlich ist es völlig in Ordnung, nach einer Übung nicht aufzuhören, sondern mehrere zu kombinieren, je nach Ihren Symptomen.

Abschluß einer Do-In-Übung

13. Wischen Sie sich nach der Übung den Schweiß mit einem trockenen Handtuch ab. Da das schädliche Ki über die Fußsohlen und den Nacken ausgeschieden wird, reinigen Sie diese Bereiche mit einem feuchten Waschlappen.

14. Nehmen Sie nicht unmittelbar nach der Übung ein Bad, da sonst die wohltuenden Wirkungen zerfließen werden. Warten Sie mindestens dreißig Minuten.

15. Wer sich erst kürzlich einer Operation unterziehen mußte, sollte vielleicht andere Übungen verordnet bekommen.

Der letzte Punkt ist etwas kritisch, und ihn zu ignorieren, kann gefährlich sein.

SCHULTERSCHMERZEN

Früher dachte ich immer, Schulterschmerzen seien ein Fluch, der nur ältere Leute ereilt, aber in letzter Zeit fällt mir auf, daß selbst Grundschulkinder darunter leiden. Wenn man die Leute mitzählt, die sich nicht einmal dessen bewußt sind, daß sie Schulterbeschwerden haben, erreicht das Problem schwindelerregende Ausmaße. Man sollte meinen, daß Schulterschmerzen ziemlich weit unten auf der Liste der wichtigsten Gesundheitsprobleme angesiedelt sind, aber tatsächlich hängen sie oft mit einer Ermüdung der inneren Organe zusammen. So gibt es beispielsweise Fälle, in denen Patienten über heftige Schulterbeschwerden geklagt haben und dann Leberprobleme diagnostiziert wurden.

Chronischer Schmerz kann durch Massagen nicht vollständig geheilt werden. Statt dessen sollte man schon im möglichst frühen Stadium etwas dagegen tun, indem man Do-In anwendet, um die Zirkulation des ki-reichen Blutes zu verbessern und das schädliche Ki

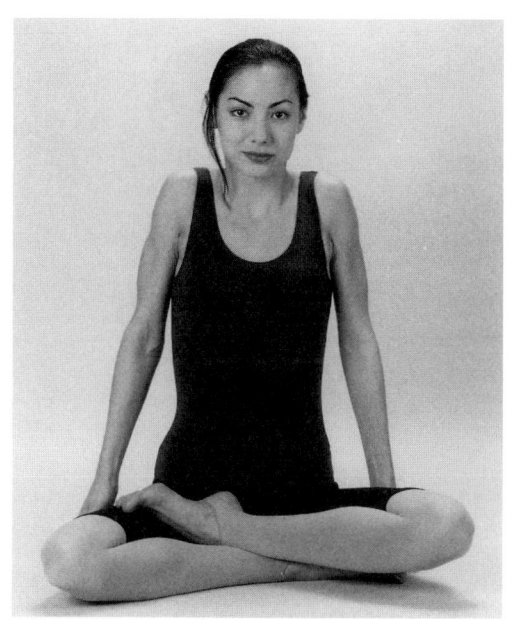

Nehmen Sie einen tiefen Atemzug, und ziehen Sie gleichzeitig Ihre Schultern bis zu dem Punkt hoch, wo der Nackenansatz verschwindet.

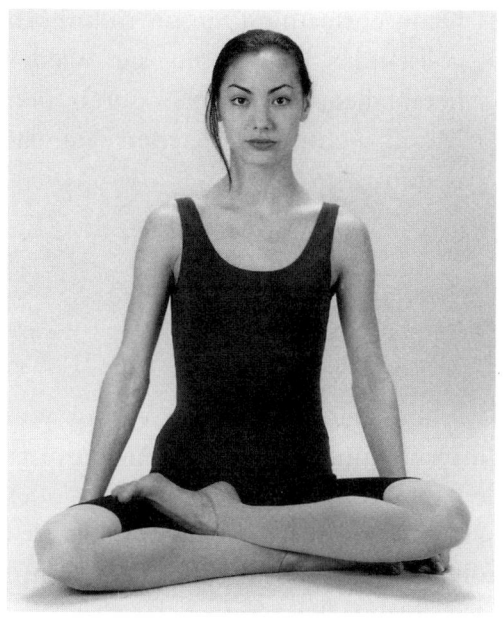

Atmen Sie aus, während Sie Ihre Schultern wieder fallen lassen.

aus den Schultern zu vertreiben. Dafür schlage ich eine Übung vor, die man sogar im Büro ausführen kann: die Schultern fallenlassen.

1. Diese Übung können Sie auf einem Stuhl sitzend durchführen, aber morgens und abends sollten Sie dazu

den Banza- oder Tanbanza-Sitz einnehmen. Lassen Sie die Arme seitlich herabhängen.

2. Atmen Sie aus, dann ziehen Sie die Schultern so hoch wie möglich. Während Sie die Schultern heben, atmen Sie durch die Nase ein.

3. Dann entspannen Sie die Schultern vollständig und lassen sie wieder herabfallen, wobei Sie durch den Mund ausatmen. Machen Sie das neunmal.

ERSCHÖPFUNG UND LUSTLOSIGKEIT

Es scheint fast, als sei der Verlust von Unternehmungsgeist am Arbeitsplatz heutzutage epidemisch. Achtzig oder neunzig Prozent der arbeitenden Bevölkerung klagen darüber. Das kann sich als einfache körperliche Erschöpfung zeigen, aber oft ist damit auch geistige Erschöpfung oder Neurasthenie verbunden. Oft steht eine Überbelastung der Leber dahinter, aber auch Diabetiker ermüden leicht.

Deshalb möchte ich hier eine Übung vorstellen, die «Öffnen der Seiten» genannt wird. Das soll heißen, die Körperseiten sollen geöffnet werden, um hartnäckiges schädliches Ki zu zerstreuen, das sich dort aufgebaut hat. Diese Übung ist sehr wirkungsvoll,

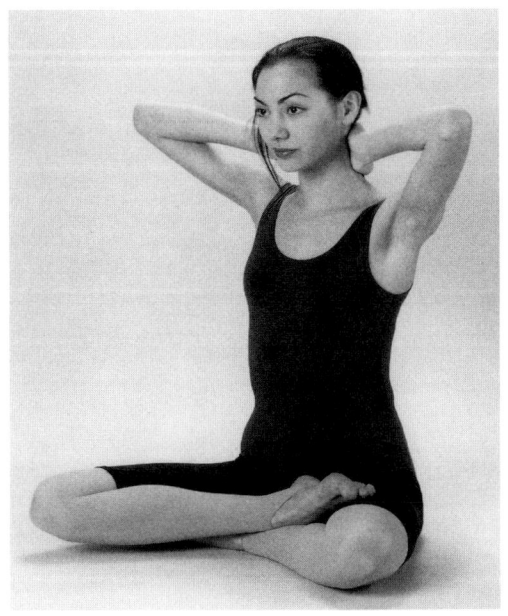

Verschränken Sie die Hände hinter dem Kopf, und atmen Sie dabei durch die Nase ein.

wenn man sich lustlos und müde fühlt, obwohl man sich gar nicht angestrengt hat. Sie ist auch gut bei Diabetes, Rheumatismus, Leberschwäche, Anämie, Muskelschwäche und Beriberi.

1. Nehmen Sie die Banza- oder Tanbanza-Position ein (Sie können sich auch auf einen Stuhl setzen). Ver-

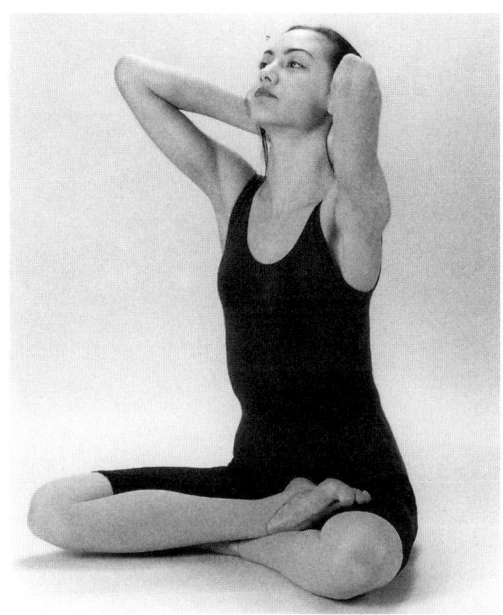

Heben Sie das Kinn, atmen Sie langsam durch den Mund aus.

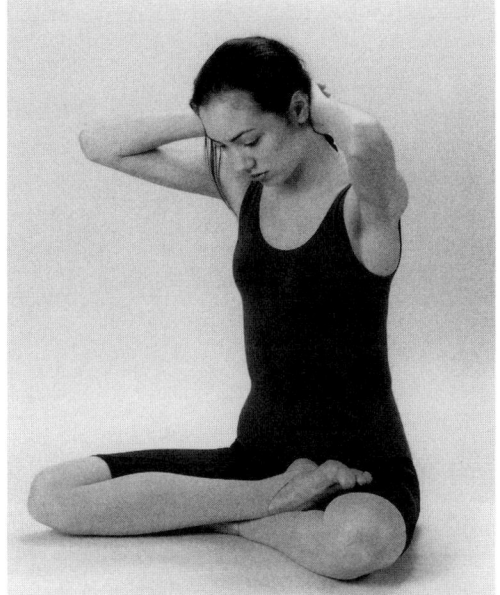

Beugen Sie den Kopf nach unten, und atmen Sie dabei durch die Nase ein.

schränken Sie Ihre Hände hinter dem Kopf und atmen Sie durch die Nase ein.

2. Langsam, aber bestimmt heben Sie das Kinn, so daß sich Ihr Kopf nach hinten beugt. Dabei atmen Sie schädliches Ki langsam durch den Mund aus.

3. Wenn Sie vollständig ausgeatmet haben, neigen Sie den Kopf wieder nach vorn, während Sie reine Luft durch Ihre Nase einatmen und sie Ihren Körper durchdringen lassen.

Bewegungen und Atem müssen korrespondieren. Führen Sie die Übung fünf bis sieben Minuten lang durch.

103

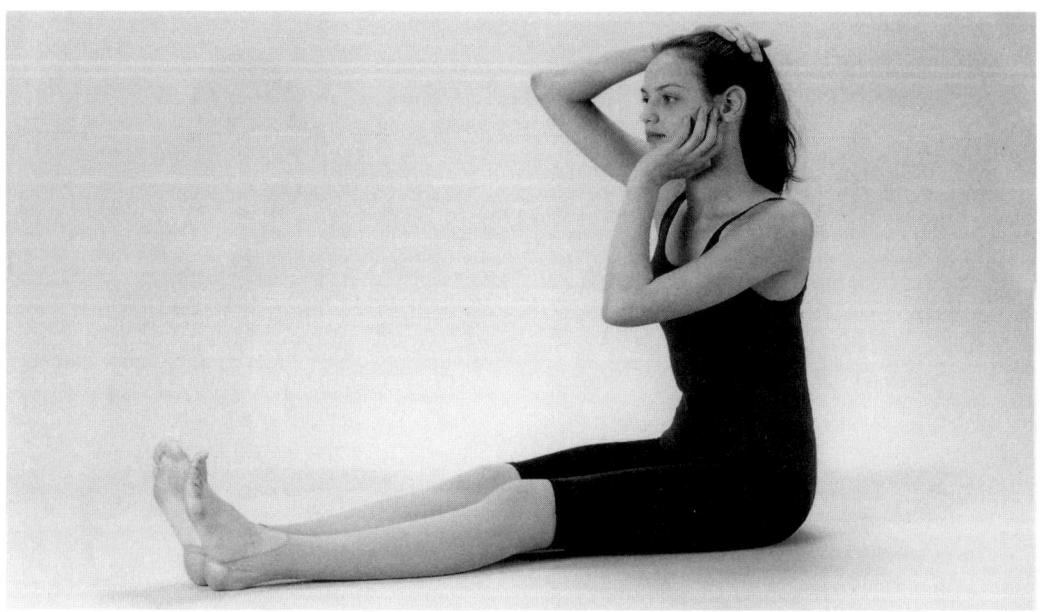

Setzen Sie sich mit ausgestreckten Beinen hin, halten Sie Ihr Kinn in der linken Hand und legen die rechte auf den Hinterkopf.

«ALTERSSCHULTERN»

Wenn man in die Jahre kommt, findet man es vielleicht plötzlich schwierig, die Arme hochzuheben, oder die Schultern schmerzen und sind nicht mehr so beweglich. Diese «Altersschultern» ereilen fast jeden, manchen schon mit vierzig, andere erst mit siebzig. Die

westliche Medizin sieht darin ein unumgängliches Übel des Alterungsprozesses und unternimmt nicht viel mehr, als Schmerzmittel zu verschreiben und der Natur ihren Lauf zu lassen.

«Altersschultern» sind einfach das Ergebnis der Auswirkungen des Alterns, das sich in den Schultern konzentriert. Wenn es gelingt, das schädliche Ki aus

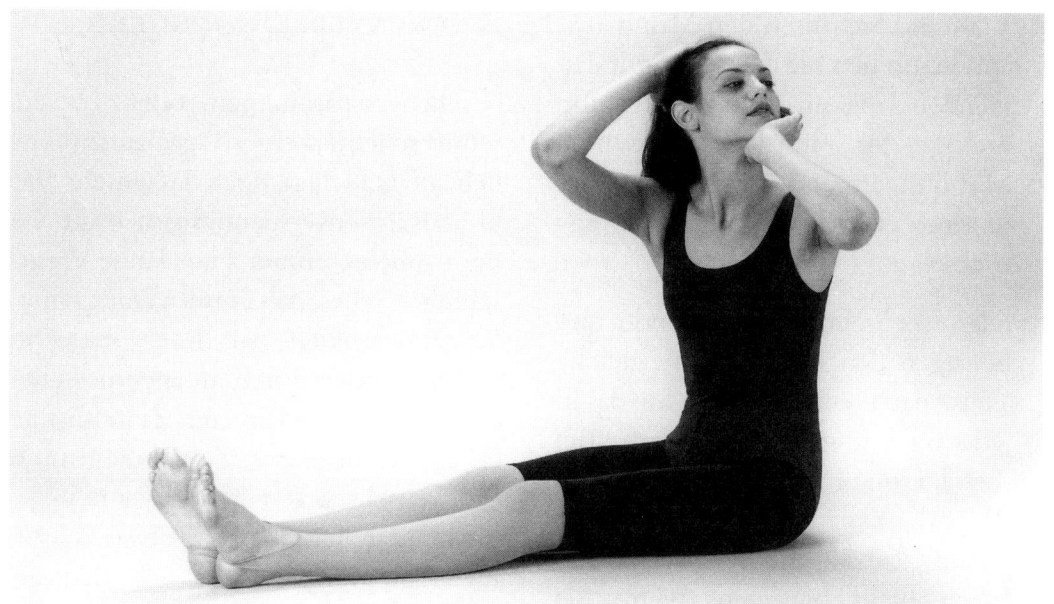

Während Sie durch den Mund ausatmen, drehen Sie den Kopf mit den Händen langsam nach links.

ihnen zu vertreiben, können die Schultern geheilt werden. Zunächst beginnen Sie mit der Übung für schmerzende Schultern, die ich zuvor schon erklärt habe. Wenn Sie dann feststellen, daß der Schmerz aus den Schultern verschwunden ist, Sie aber das Druckgefühl in Nacken und Kopf noch immer spüren, dann kann dieses Unbe-

hagen auf folgende Weise gelindert werden:

1. Setzen Sie sich mit ausgestreckten Beinen auf den Boden. Wie in der Illustration gezeigt, halten Sie das Kinn mit der linken Hand und legen die rechte Hand auf den Hinterkopf.

105

2. Während Sie durch den Mund aus-atmen, drehen Sie den Kopf mit den Händen langsam nach links. Dann drehen Sie mit geschlossenem Mund einatmend den Kopf wieder in seine ursprüngliche Stellung zu-rück.

3. Jetzt wechseln Sie die Hände und bewegen den Kopf auf die gleiche Weise nach rechts. Führen Sie das in jede Richtung dreimal durch. Bei dieser Übung ist es vorteilhaft, die Augen offenzulassen. Achten Sie darauf, daß Sie die Schultern beim Üben nicht bewegen. Wenn Sie beim Drehen des Kopfes Schmerz verspüren, erzwingen Sie nichts.

Wenn Sie diese Übung täglich dreimal durchführen (morgens, mittags und abends), sollten Sie Ihren Kopf späte-stens am dritten Tag wieder frei be-wegen können und ungefähr am fünf-ten Tag in der Lage sein, die Arme ohne Probleme zu heben.

RÜCKENVERSPANNUNGEN

Rückenverspannungen oder Hexen-schuß scheinen eines Tages ganz plötz-lich aufzutauchen, doch das täuscht. Wer über Rückenverspannungen klagt, bei dem gibt es immer eine lange Vorge-schichte, sei es, daß er unbewußt seinen Rücken belastet hat durch schlechte Haltung oder durch unangemessenen Streß über einen längeren Zeitraum, sei es, daß er in letzter Zeit unbestimmte Rückenschmerzen hatte. Wenn so je-mand dann beispielsweise etwas Schwe-res hebt, verspannt er sich den ge-schwächten Rücken. Im Grunde ist es ein Ereignis, das nur darauf lauert, uns zu treffen. Und wenn es das dann tut, kann es so schwerwiegend sein, daß man nur noch steif wie ein Stock ste-hen kann und zu absolut keiner Bewe-gung mehr fähig ist. In solchen Fällen kann Do-In eine große Hilfe sein.

1. Stellen Sie sich gerade hin, und während Sie durch den Mund aus-atmen, beugen Sie sich so weit Sie können vorsichtig nach vorne.

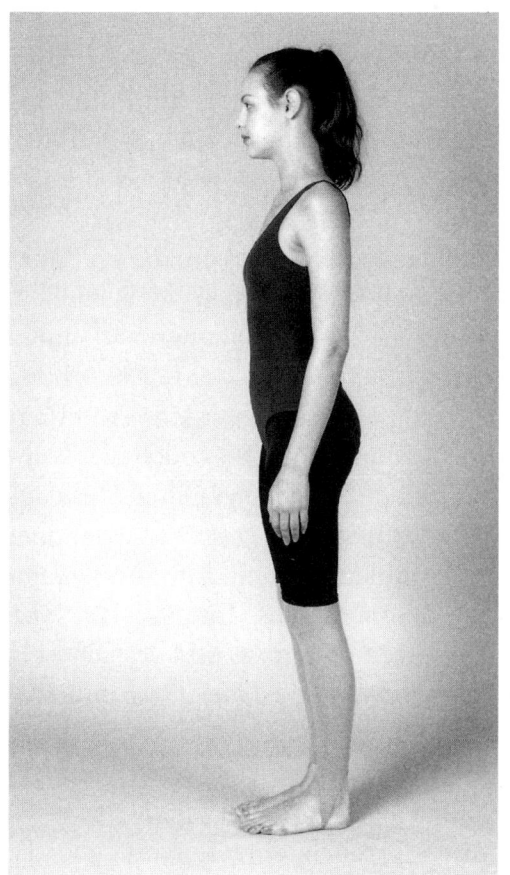 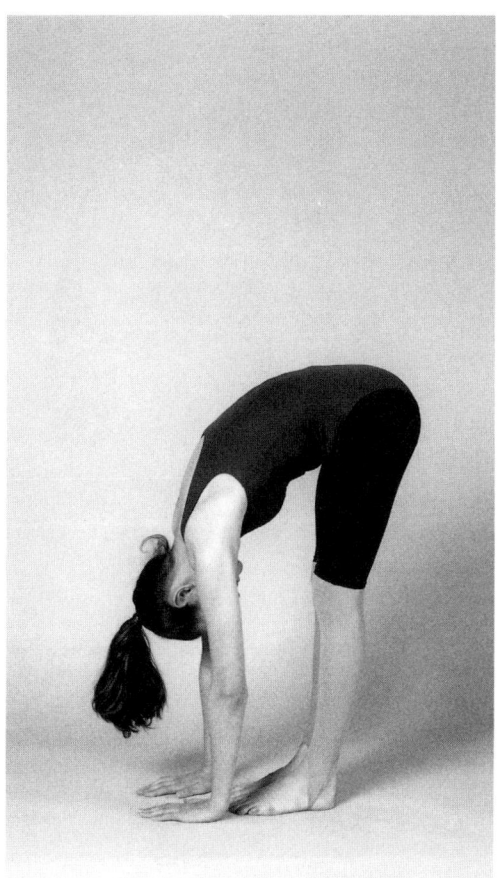

Während Sie durch den Mund ausatmen, beugen Sie sich langsam so weit Sie können nach vorne. Dann schließen Sie den Mund und kehren einatmend in die aufrechte Stellung zurück.

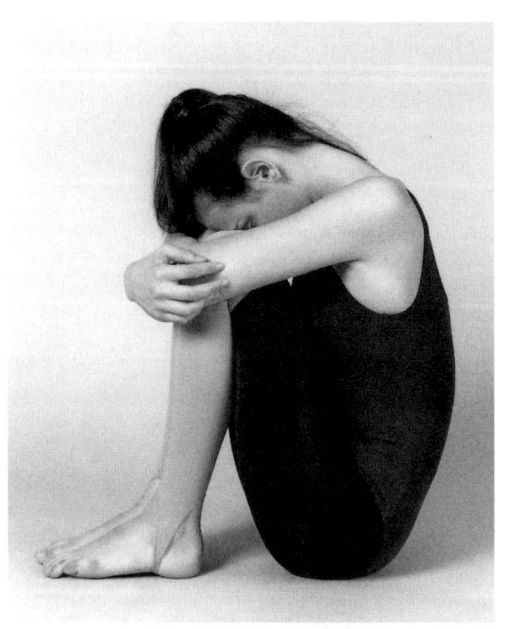

Setzen Sie sich auf den Boden, und ziehen Sie die Knie an, wobei die Fersen beinahe den Po berühren. Umfassen Sie mit den Armen die Knie, und ziehen Sie sie an Ihr Gesicht. Halten Sie diese Stellung zwei bis drei Minuten lang.

2. Dann schließen Sie Ihren Mund und kehren einatmend zu Ihrer ursprünglichen aufrechten Stellung zurück. Wenn Sie mit dieser Übung fortfahren, wird sich Ihre Gelenkigkeit allmählich verbessern, und

schließlich werden Sie mit beiden Händen den Boden berühren können. Wenn Sie an diesem Punkt angekommen sind, werden Ihre Rückenschmerzen verschwunden sein.

Manche Leute versuchen, diesen Punkt so schnell wie möglich zu erreichen, indem Sie immer weiter nach unten federn, aber dadurch wird diese Übung eher zur Sportgymnastik und verliert ihre heilende Kraft. Sie sollten das langsam und mit Geduld angehen – es dauert meist nicht viel länger als zwei oder drei Stunden, verteilt auf einen längeren Zeitraum, bis Ihr Rücken von Schmerzen befreit ist, und deshalb ist es nicht notwendig, dabei Hast und Eile an den Tag zu legen. Achten Sie beim Üben darauf, daß Ihre Knie gestreckt bleiben.

Es gibt auch eine Technik, die das Entstehen von Rückenverspannungen verhindert, die aber auch sehr gut bei Rückenschmerzen hilft. Setzen Sie sich auf den Boden, und winkeln Sie die Knie ab, so daß Ihre Fersen beinahe Ihren Po berühren. Dann umfassen Sie

Ihre Knie mit den Armen und ziehen sie an Ihr Gesicht. Halten Sie diese Stellung für zwei bis drei Minuten. Sie können dabei nach Belieben atmen.

Wenn Sie dies zweimal am Tag machen, wird es wahrscheinlich keine halbe Woche dauern, bis Ihre Rückenschmerzen verschwunden sind. Allerdings ist diese Übung unvermutet schwierig, deshalb sollten Sie sich nicht überanstrengen. Wer unter Bauch- oder Unterleibsbeschwerden leidet, sollte sie lieber meiden.

VERSTOPFUNG

Sehr viele Leute glauben, eine sorgfältig ausgewogene Ernährung sei der beste Weg zur Gesundheit. Und das stimmt auch insofern, als dabei das Ki des Körpers wieder aufgefüllt wird. Aber auch wenn der Körper noch so gut von Ki erfüllt ist, kann dieses Ki schlecht werden, und wenn es nicht wirkungsvoll ausgeschieden wird, Schaden anrichten. Mit anderen Worten: Ausscheiden ist für die Bewahrung eines gesunden Körpers ebenso wichtig wie Aufnehmen, und man muß auf beides achten.

Aus diesem Grund ist es am besten, sich um das Problem Verstopfung sogleich zu kümmern, wenn es auftritt. Ein wirkungsvoller Weg dabei ist die Stimulierung des Darmes mittels Bauchmassage. Verstopfung entwickelt sich dann, wenn Magen und Darm nicht mehr normal arbeiten. Wenn Sie damit anfangen, die Verstopfung einfach hinzunehmen, wird sie aufgrund einer zunehmenden Magen-Darm-Schwäche bald chronisch werden.

Bauchmassagen sollten wie folgt durchgeführt werden:

1. Legen Sie sich auf den Rücken, und ziehen Sie die Knie an.

2. Reiben Sie mit den Handflächen zwanzig- bis dreißigmal über den ganzen Bauch. Dabei ist es wichtig, die Haut direkt zu massieren, nicht durch die Kleidung hindurch.

3. Unterteilen Sie Ihren Bauch gedanklich in ein Gitter aus drei mal

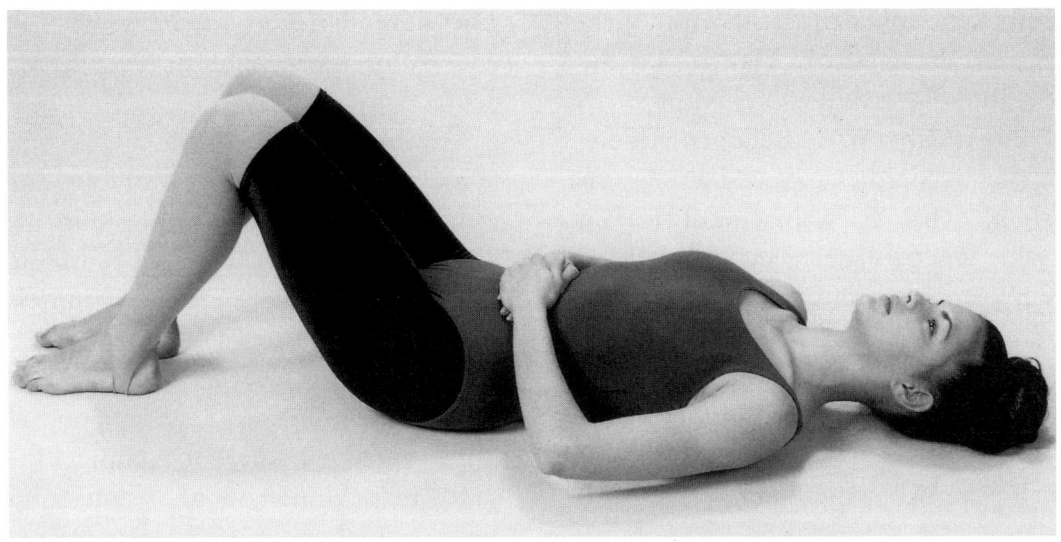

Legen Sie sich auf den Rücken, die Knie gebeugt, und reiben Sie leicht den gesamten Unterleib. Drücken Sie, von unten nach oben vorgehend, auf die Punkte in der Illustration (links unten) mit den Fingern beider Hände. Wenn Sie einen Klumpen spüren, massieren Sie ihn.

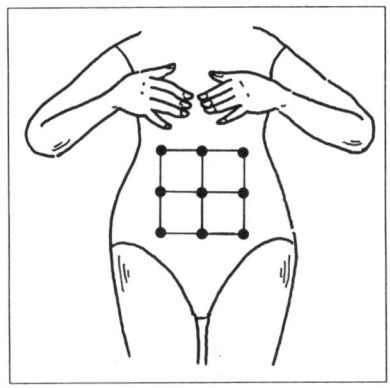

drei Punkten, wie in der Illustration gezeigt, dann arbeiten Sie sich mit geschlossenen Fingern von unten nach oben und drücken auf jeden der neun Punkte mit beiden Händen. Jedesmal wenn Sie Ihre Finger heben, um zum nächsten Punkt zu gehen, atmen Sie sanft aus. Wenn Sie beim Pressen eines Punktes einen Klumpen spüren, dann ist das eine Stuhlverhärtung. Beim Massieren dieses Gebietes kann es sein, daß Sie das starke Bedürfnis fühlen, sich zu entleeren.

Wenn Sie diese Übung morgens und abends bei leerem Magen durchführen, wird Ihre Verstopfung bald geheilt sein. Diese Technik hat die zusätzliche positive Wirkung, daß man auch Stuhl los wird, der sich an den Darmwänden festgesetzt hat und Hautprobleme und Menstruationskrämpfe verursachen kann, da sich dort schädliches Ki bildet. Die Bauchmassage wird traditionell als Geheimtechnik für Langlebigkeit und Verjüngung angesehen, und sie kann dabei helfen, das Altern zu verhindern.

Wer schon einmal eine Unterleibsoperation hatte, sollte den Punkt drei der Übung auf keinen Fall durchführen. Dann sollte man nur den Bauch mit der Handfläche sanft reiben und dabei starken Druck der Finger vermeiden.

GEWICHTSABNAHME

Die Mahlzeiten werden umfangreicher, und somit auch die Taillen. Diese Sorge betrifft vor allem Frauen und Männer mittleren Alters. Allgemein hält man eine zu reichliche Nahrungsaufnahme für die Ursache, und viele versuchen deshalb, Diät zu halten. Aber aus der Sichtweise des Do-In ist das problematisch. Der Fall einer jungen Frau zeigt auf, wieso das so ist. Sie versuchte, sich auf eine Schüssel Reis am Tag zu beschränken, wobei sie auch wirklich Gewicht verlor, aber gleichzeitig innerhalb eines Monats anämisch wurde. Sie hatte nicht nur ihre Pfunde, sondern auch ihre Kräfte reduziert.

Übergewicht entsteht durch eine Herabsetzung der grundlegenden Körperfunktionen und aufgrund der mangelhaften Arbeit der Ausscheidungsorgane. Der richtige Weg zum Abnehmen besteht deshalb nicht darin, weniger zu essen, sondern die Ausscheidungen zu normalisieren. Damit werden Sie automatisch Ihr Gewicht und Ihren Taillenumfang vermindern.

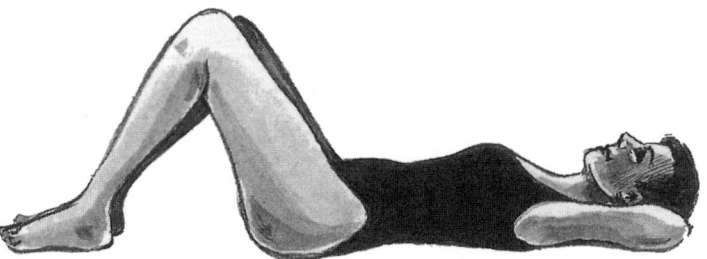

Verschränken Sie die Hände hinter dem Kopf, und ziehen Sie die Knie an.

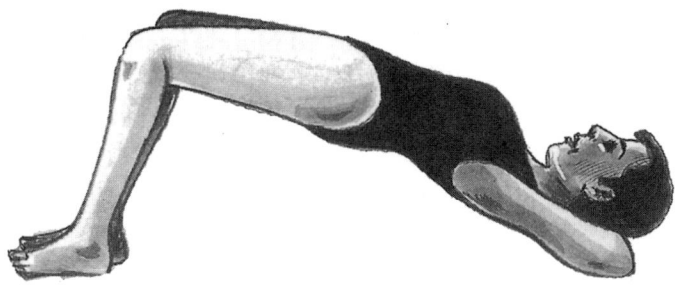

Während Sie sanft ausatmen, heben Sie ihren Unterleib langsam vom Fußboden. Wenn Sie dann vollständig ausgeatmet haben, schließen Sie ihren Mund und kehren einatmend behutsam in die Ausgangsstellung zurück.

Wenn Sie möchten, können Sie erst die grundlegende Bauchmassage von Seite 109 anwenden und dann sofort mit der folgenden Übung weitermachen. Oder Sie können diese Übung auch einzeln durchführen.

1. Legen Sie sich auf den Rücken, und ziehen Sie die Knie an. Verschränken Sie die Hände hinter dem Kopf.

2. Aus dieser Stellung heraus heben Sie langsam den Unterkörper wie in der

Abbildung gezeigt. Es ist wichtig, daß Sie dabei sanft durch den Mund ausatmen. Nachdem Sie vollständig ausgeatmet haben, schließen Sie Ihren Mund und lassen sich einatmend wieder sanft auf den Boden sinken.

Wenn Sie diese Übung dreimal am Tag wiederholen, werden Sie in etwa fünf Tagen merklich Fett um die Taille verlieren. Nach einem Monat werden Männer feststellen, daß sich ihre Gürtelgröße vermindert hat, und Frauen werden eine bessere Figur haben.

Diese Übung hat zum Ziel, die Körperausscheidungen zu stimulieren. Durch sie wird aus Taillenspeck frisches Blut. Ihr Bauch wird vielleicht nach dem Gewichtsverlust faltig werden, aber machen Sie sich keine Sorgen – das verschwindet mit der Zeit von selbst.

KOPFSCHMERZEN

Kopfschmerzen können viele Ursachen haben. Die häufigste sind Schulterverspannungen, gefolgt von Verstopfung oder Sinusitis. Bei Frauen können Kopfschmerzen auch aufgrund von Menstruationsstörungen oder anderen gynäkologischen Faktoren auftreten. Das schädliche Ki, das sich durch verspannte Schultern oder Menstruationsprobleme ansammelt, verbreitet sich über den ganzen Körper, und wenn es das Gehirn erreicht, behindert es die Funktion der Blutgefäße – das Ergebnis sind Kopfschmerzen. Im Fall der Verstopfung verteilen sich die Giftstoffe aus dem Stuhl über den ganzen Körper, und bei der Sinusitis bildet sich die eitrige Flüssigkeit nicht nur in den Kieferhöhlen, sondern in schweren Fällen auch hinter Augen und Stirn, woraus wiederum Kopfschmerzen resultieren können. Das mag dem modernen Denken nicht logisch erscheinen, aber dies ist mir in meiner Heilpraxis immer und immer wieder begegnet.

Deshalb würde es Sinn machen,

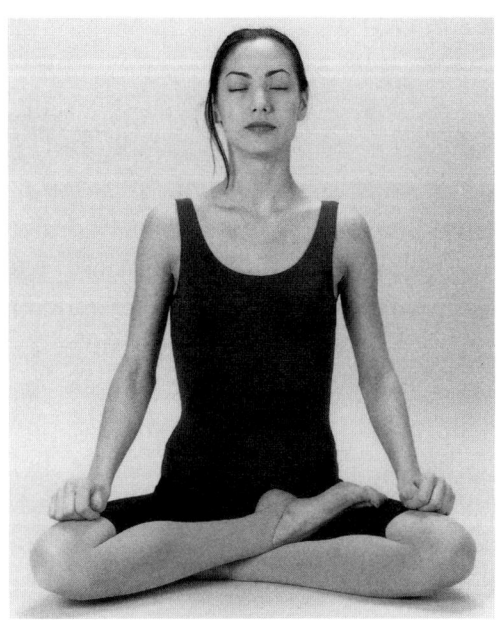

Schließen Sie im Sitzen die Augen, und atmen Sie durch den Mund aus.

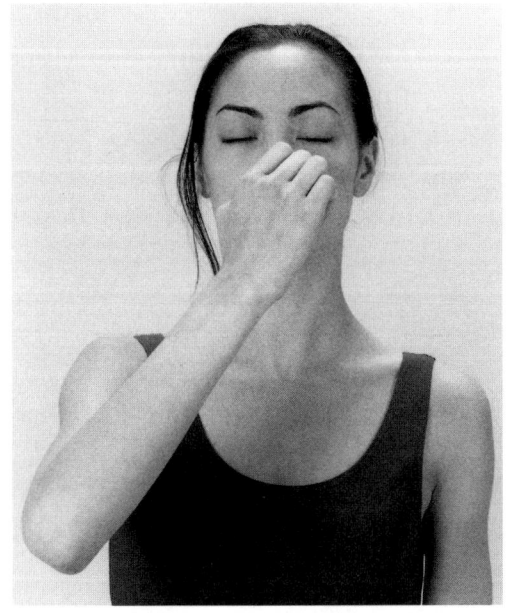

Atmen Sie durch die Nase ein, dann schließen Sie die Nasenlöcher mit der rechten Hand.

Kopfschmerzen zu behandeln, indem man ihre Quellen beseitigt, ob es Sinusitis, Verstopfung, Schulterschmerzen oder andere Ursachen sind. Aber es gibt auch eine direktere und unmittelbar wirkende Heilmethode, die ich hier gerne vorstellen möchte.

1. Schließen Sie im Sitzen die Augen, und atmen Sie langsam durch den Mund aus.

2. Nehmen Sie einen tiefen Atemzug durch die Nase, dann schließen Sie Ihre Nasenlöcher mit der rechten Hand.

3. Während Sie sich die Nase zuhalten, schauen Sie nach links, ohne

114

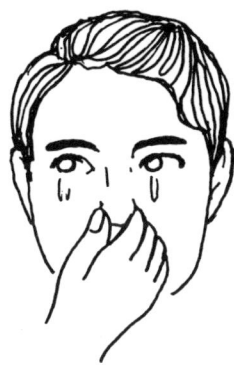

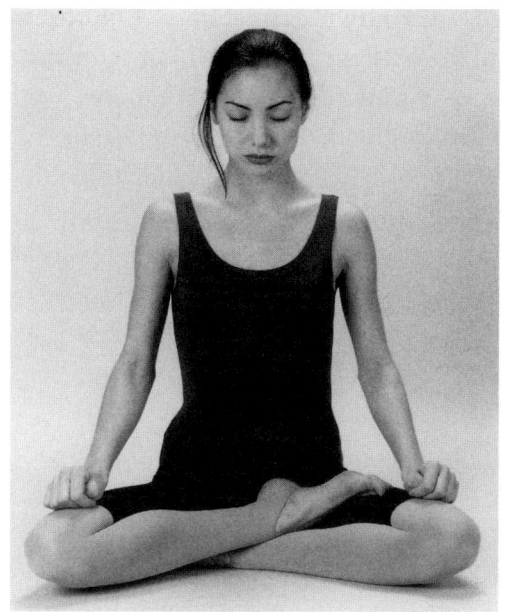

Bewegen Sie die Augen nach links und rechts so weit Sie können, bis sie zu tränen anfangen.

Wenn Sie ausatmen müssen, lassen Sie die Nase los und atmen durch den Mund aus.

den Kopf dabei zu bewegen, dann blicken Sie nach rechts, wobei Sie die Augen jeweils so weit wie möglich zur Seite drehen, so daß Ihre Sicht verschwommen wird und Ihnen die Tränen in die Augen steigen. Die erste Hälfte der Zeit, in der Sie den Atem anhalten, sollten Sie nach

links blicken, die andere Hälfte nach rechts.

4. Beginnt das Luftanhalten weh zu tun, lassen Sie die Nase los und atmen durch den Mund aus.

Wenn Sie dies fünf- bis siebenmal durchführen, sollten Ihre Kopfschmerzen verschwinden. Diese Übung ist auch wirksam, wenn man aufgrund von Krankheit vorübergehend sein Hörvermögen verloren hat. Wenn die Übung nicht wirkt, wiederholen Sie das Ganze zwei- bis dreimal. Nachdem Ihr Kopfweh verschwunden ist, werden Sie vielleicht noch andere überraschende positive Wirkungen feststellen können wie etwa die Besserung von Weitsichtigkeit.

HAARAUSFALL UND ERGRAUEN

Bei Haarausfall und frühem Ergrauen heißt es oft, das sei erblich bedingt. Viele glauben, weil ihr Vater eine Glatze bekommen hat, wird es ihnen genauso gehen. Erblichkeit ist dabei sicher ein Faktor, im Do-In wird das als Karma eines Menschen bezeichnet. Will ein Mensch vermeiden, eine Glatze zu bekommen, dann sollte er sich Techniken aneignen, die das auslösende Karma ausgleichen. Das Karma zu verändern, das man von seinen Vorfahren geerbt hat, mag einem als unlösbare Aufgabe

erscheinen, aber die Praktiken des Do-In können das Karma jedes Menschen verändern. Schädliches Ki versammelt sich in den anfälligen Bereichen des Körpers, die vom Karma bestimmt werden.

Bei Haarausfall und frühem Ergrauen ist es wichtig, Maßnahmen zu ergreifen, die die Zirkulation von ki-reichem Blut fördern. Mit dem Altern der Knochen entwickelt die Kopfhaut Unregelmäßigkeiten, diese Stellen verhärten sich, und die Folge sind graue Haare, Haarausfall und Kahlköpfigkeit. Aber wenn Sie Do-In praktizieren, können Sie diesen Prozeß verhindern. Dieser Ansatz hat gleichzeitig präventive wie auch heilende Wirkung.

1. Setzen Sie sich mit ausgestreckten Beinen auf den Boden.

2. Massieren Sie mit den Fingern beider Hände Ihre Kopfhaut achtzehnmal, dabei immer von unten nach oben streichen.

3. Klopfen Sie mit beiden Handflächen achtzehnmal leicht auf Ihren Kopf.

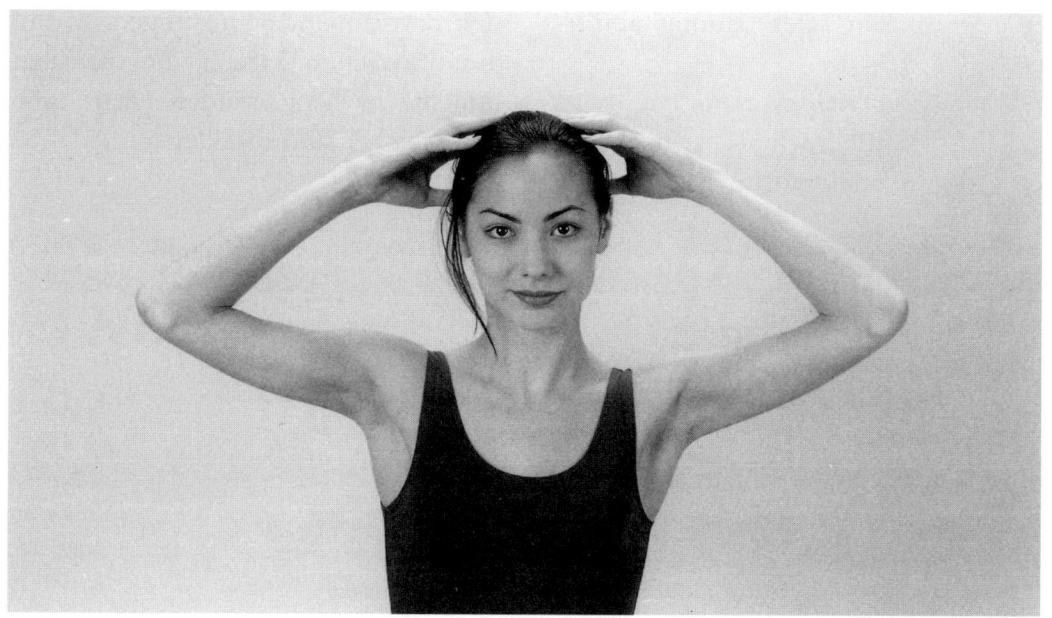

Massieren Sie Ihren Kopf mit den Fingern beider Hände, immer von unten nach oben.

Führen Sie dies zweimal am Tag aus, wenn Ihr Zustand schon fortgeschritten ist, auch fünfmal oder noch öfter. Nach einer Woche werden Sie bemerken, daß sich beim Haarverlust und dem Ergrauen positive Heilwirkungen zeigen, und in etwa zehn Tagen sollte man bei drohender Kahlköpfigkeit Veränderungen wahrnehmen können.

Nach zwei Monaten sollte sich ein zunehmendes Haarwachstum einstellen.

Kahlköpfigkeit entwickelt sich meist von den Schläfen zur Stirn und dann zur Kopfoberseite, aber die Heilung verläuft umgekehrt: von der Kopfoberseite zur Stirn und dann zu den Schläfen. Das neu wachsende Haar wird sich

117

anfangs trocken oder flaumig anfüh-
len.

Wer schon weißes Haar hat, wird
vielleicht vorübergehend ganze Bü-
schel davon verlieren, aber lassen Sie
sich davon nicht beunruhigen; es sind
die schwachen Haare, die ausfallen,
und die nachwachsenden Haare werden weicher und dunkler sein.

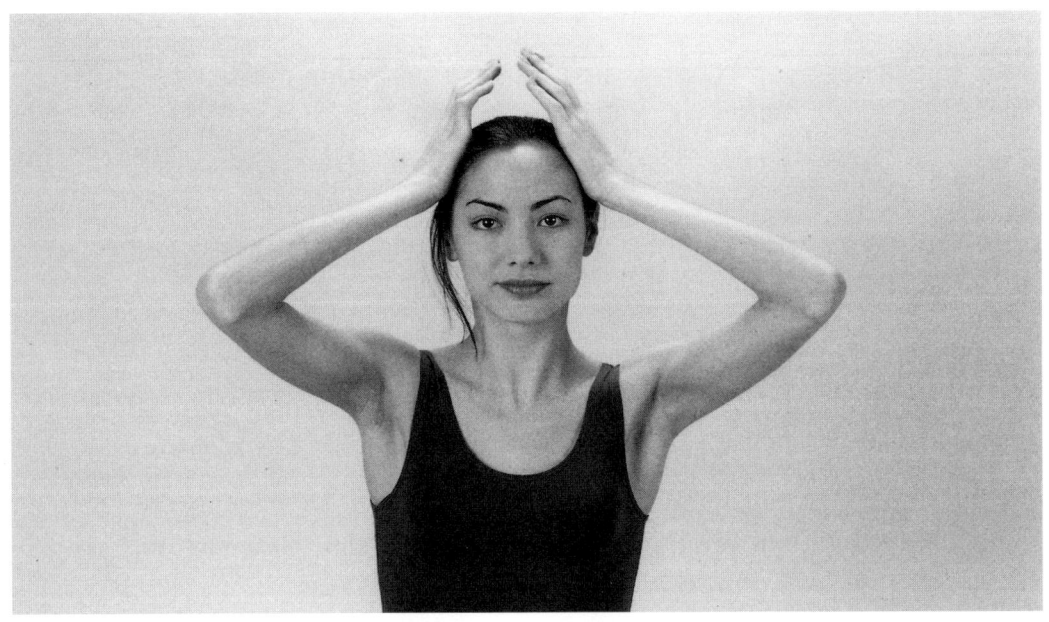

Klopfen Sie mit den Handflächen leicht auf den Kopf.

POLLENALLERGIEN UND SCHNUPFEN

Inhaliert man Pollen, Staub oder andere Allergene, kann es sein, daß die Nasenschleimhaut allergisch reagiert und es zu allergischem Schnupfen (Nasenentzündung) kommt mit ständigem Niesen und einer triefenden Nase. Gerade Menschen, die zu Sinusitis neigen, sind dafür besonders anfällig, und die Heilmethode des Do-In macht keine Un-

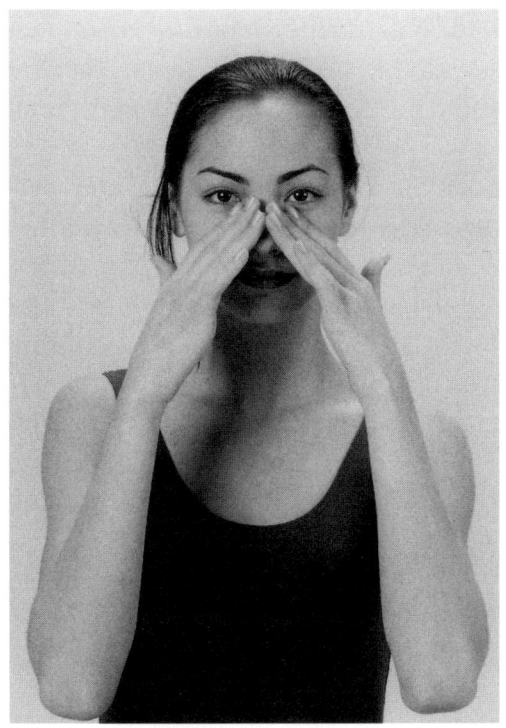

Massieren Sie beide Nasenseiten, um Nasensekret zu lösen.

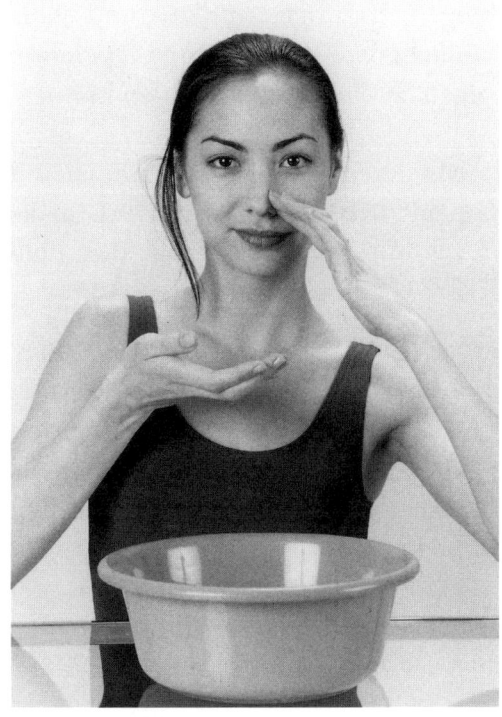

Schließen Sie Ihr linkes Nasenloch, und schöpfen Sie Wasser in die rechte Hand.

terscheidung zwischen den beiden Zuständen.

Nasenprobleme können die Konzentrationsfähigkeit einschränken und zum Verlust der Arbeitsfähigkeit führen. Aber wenn Sie Nasensekret mit Hilfe der folgenden Übung beseitigen, werden Sie nicht mehr von Nasenentzündungen belästigt werden und eine möglicherweise notwendige Operation wegen der Sinusitis vermeiden können.

1. Massieren Sie die Nasenflügel mit beiden Mittelfingern etwa achtzehnmal auf und ab, um den Fluß des Nasensekrets anzuregen.

2. Schließen Sie Ihr linkes Nasenloch, und schöpfen Sie etwas lauwarmes Wasser in die rechte Hand. Dann atmen Sie dieses Wasser durch das rechte Nasenloch ein und spucken es durch den Mund wieder aus. Das Wasser läßt sich leichter mit der Nase hochziehen, wenn man den Kopf dabei zurückbeugt.

3. Wiederholen Sie das Ganze mit dem anderen Nasenloch.

Führen Sie dies morgens und abends für jedes Nasenloch dreimal durch. Manchmal wird die Nase noch zwei bis drei Monate viel Schleim absondern, aber sobald Sie sich davon befreien, werden Sie die Beschwerden heilen können, und Ihre Nase wird frei sein. Diese Übung wird Ihnen zu Anfang vielleicht unangenehm vorkommen, solange Sie noch nicht daran gewöhnt sind. Es ist, als wolle man Wasser durch einen verrußten Kamin laufen lassen. Aber Sie können es sich leichter machen, wenn Sie zu Anfang lauwarmes Wasser nehmen. Das Sekret, das an den Nasenwänden festsitzt, wird sich dadurch angenehmer lösen lassen und herausfließen. Am Anfang wird vielleicht das linke Nasenloch verstopft sein und dann das rechte, möglicherweise wird auch Ihre Stimme für eine gewisse Zeit etwas nasal klingen, aber nach ein oder zwei Wochen werden diese Erscheinungen verschwinden, und der Prozeß wird einfacher werden. Jetzt können Sie auch dazu übergehen, das lauwarme Wasser durch kaltes zu ersetzen.

VERLUST DES SEHVERMÖGENS

Kurzsichtigkeit scheint im allgemeinen nicht als Krankheit angesehen zu werden, viele Menschen setzen einfach eine starke Brille auf und betrachten sich als gesund. Aber wenn man darüber nachdenkt, scheint das doch etwas merkwürdig – wie kann es als normal betrachtet werden, daß Augen nicht mehr richtig sehen können?

Lassen Sie mich mit einem Ansatz beginnen, der auf alle Formen des Verlustes von Sehvermögens anwendbar ist. Zunächst tauchen Sie Ihr Gesicht in ein wassergefülltes Becken und zwinkern mit den Augen. Das allein ist schon sehr hilfreich bei der Wiederherstellung des Sehvermögens und ist auch ein Schutz gegen Katarakt (Grauer Star) und Glaukom (Grüner Star). Führen Sie das morgens und abends durch, und um besondere Wirkung zu erreichen, auch jedesmal wenn Sie außer Haus waren.

Wer sein Sehvermögen noch weiter verbessern will, kann es mit der folgenden Übung versuchen:

1. Wärmen Sie zuerst Ihre Hände an, indem Sie die Handflächen aneinanderreiben, und legen Sie sie dann leicht auf beide Augen. Halten Sie die Augen geschlossen. Sie können das entweder mit ausgestreckten Beinen ausführen oder während Sie auf einem Stuhl sitzen.

2. Während Ihre Augen bedeckt sind, bewegen Sie diese dreimal auf und ab, dann dreimal nach links und rechts, dann wieder dreimal nach links und rechts. Führen Sie die gesamte Sequenz mindestens dreimal aus.

Diese Übung sollte dreimal am Tag gemacht werden, morgens, mittags und abends. Sie füllt den Blutvorrat im Augenbereich wieder auf und beseitigt schädliches Ki in Form von Flüssigkeit, die über die Tränenkanäle ausgeschieden wird. Wenn Sie diese Übung anwenden, haben Sie den Weg zur Wiederherstellung Ihres Sehvermögens gefunden. Führen Sie diese beiden Übungen aus, werden Sie feststellen, daß sich Ihre Weitsichtigkeit in fünf

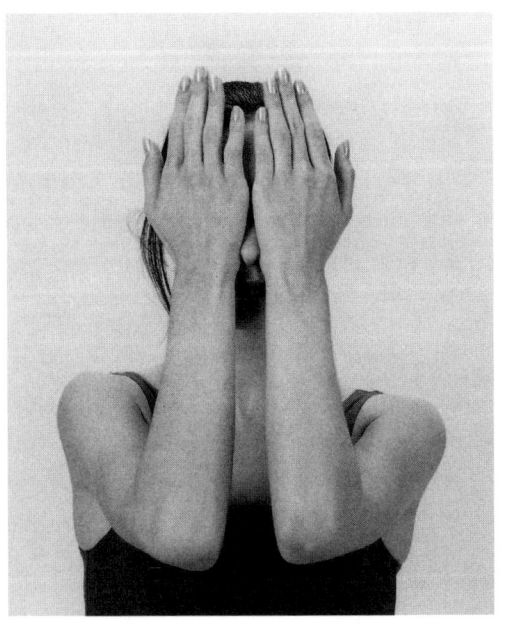

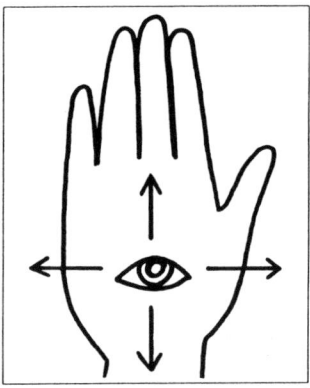

Reiben Sie die Handflächen aneinander, dann legen Sie sie leicht auf Ihre geschlossenen Augen. Mit geschlossenen und bedeckten Augen bewegen Sie die Augen auf und ab, von rechts nach links und wieder von rechts nach links, immer dreimal hintereinander.

Tagen bessert, Astigmatismus in etwa einer Woche und Kurzsichtigkeit innerhalb von zwei bis drei Monaten. Die Ursache für Altersweitsichtigkeit ist eine Schwächung der Füße – Gegenmaßnahmen finden Sie auf Seite 143 in dem Abschnitt über Fußpilz und Hühneraugen.

SCHLAFLOSIGKEIT

Schlaflosigkeit ist ein weitverbreitetes Problem. Manchmal ist die Ursache ganz leicht zu finden – Übermüdung beispielsweise oder Zahnschmerzen. Aber es ist besonders quälend, wenn man die Ursache nicht genau bestimmen kann. Ganz gleich, ob man die Schlafstellung verändert oder es mit Al-

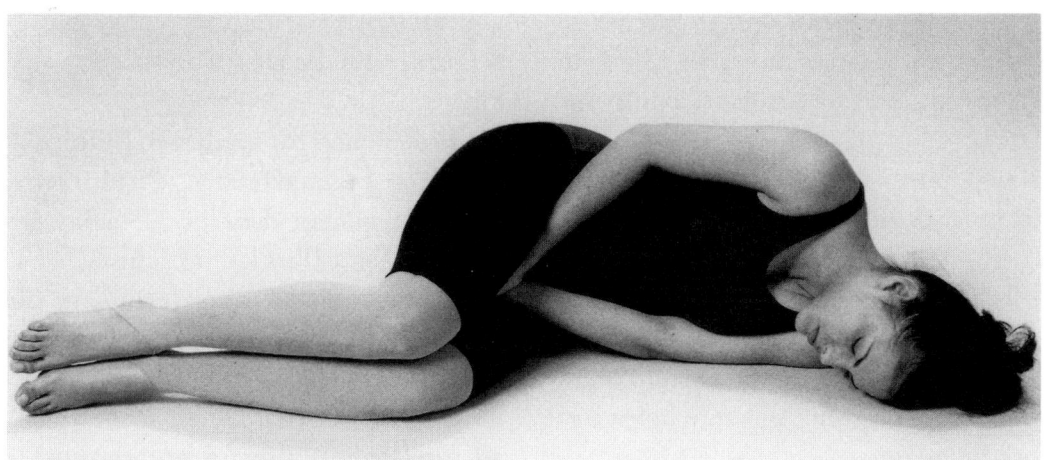

Legen Sie sich auf die linke Seite. Reiben Sie die Hände, um sie zu erwärmen, dann pressen Sie sie zusammen. Legen Sie die Hände zwischen die Oberschenkel. Frauen sollten sie in der Schamregion plazieren, Männer das Skrotum umfassen.

kohol versucht, nichts scheint zu helfen. Sie leiden darunter, und Ihr Körper leidet mit.

Dann gibt es auch viele Menschen, die nicht genug Tiefschlaf bekommen. Meistens träumen die davon Betroffenen sehr viel. Da sie so leicht schlafen, wachen sie bei der kleinsten Störung auf.

Bei all diesen Beschwerden kann Do-In sehr hilfreich sein. Lassen Sie mich eine Übung vorstellen, die «Schlaf des Drachens» heißt. Der Name leitet sich von der Haltung ab, die man während der Übung einnimmt. Bevor Sie einschlafen wollen, führen Sie folgendes aus:

1. Entfernen Sie Ihr Kopfkissen und legen sich auf die linke Seite.

2. Reiben Sie die Handflächen aneinander, um die Hände anzuwärmen, dann legen Sie eine Hand über die andere. Legen Sie die Hände zwi-

schen Ihre Oberschenkel. Ein Mann sollte die Hände um sein Skrotum legen, die Frau auf das Schambein.

Diese Übung erfordert keine besondere Atmung. Schon bald werden Sie sich entspannter fühlen und sicher bald einschlafen. Wenn Sie die Hände auf die bezeichneten Stellen legen, ziehen Sie die Knie an. Wer ohne Kissen nicht schlafen kann, sollte ein möglichst flaches benutzen.

Wenn Sie diese Technik anwenden, werden Sie keine drei Minuten brauchen, um einzuschlafen. Wer sonst einen leichten Schlaf hat und häufig träumt, wird statt dessen die wohltuende Wirkung einer tiefen und traumlosen Nachtruhe erfahren. Und wer nachts häufig aufstehen muß, um auf die Toilette zu gehen, wird feststellen, daß sich das immer seltener ereignen wird.

Führen Sie dies eine Woche lang durch, werden Sie merken, daß selbst wenn Sie nachts aufwachen, Ihre Augen ganz natürlich wieder zufallen, und Sie morgens ausgeruht aufwachen.

ZU HOHER ODER ZU NIEDRIGER BLUTDRUCK

Zu hoher oder zu niedriger Blutdruck sind entgegengesetzte Phänomene, aber ihnen liegt dieselbe Ursache zugrunde – das Blut kann nicht frei fließen aufgrund von Blockierungen, die eine Folge der Alterung der Gefäße sind. Wenn solche Blockaden entstehen, wird sich daraus zu hoher oder zu niedriger Blutdruck entwickeln, je nach der Veranlagung des Individuums. Für die von Bluthochdruck Betroffenen werden die Ärzte entspannende Medikamente verschreiben, für Personen mit zu niedrigem Blutdruck dagegen anregende Mittel. Aber das sind nur Notbehelfe, die das zugrundeliegende Problem nicht beseitigen, und der Patient muß das Medikament ständig nehmen.

Dagegen spricht Do-In das zugrundeliegende Problem an, indem es die alternden Blutgefäße stärkt. Das funktioniert wie folgt (siehe Illustration auf S. 145 zum Abschnitt über Fußpilz und Hühneraugen):

124

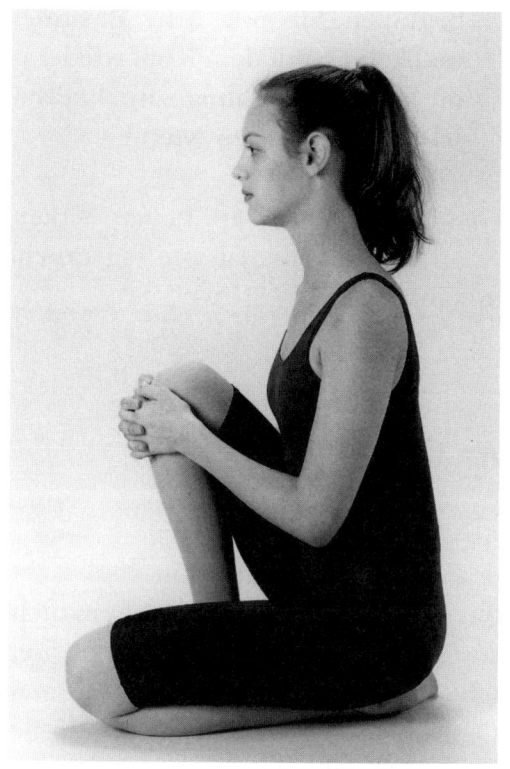

Knien Sie sich auf ein Bein, und umfassen Sie das aufgestellte Knie mit beiden Händen.

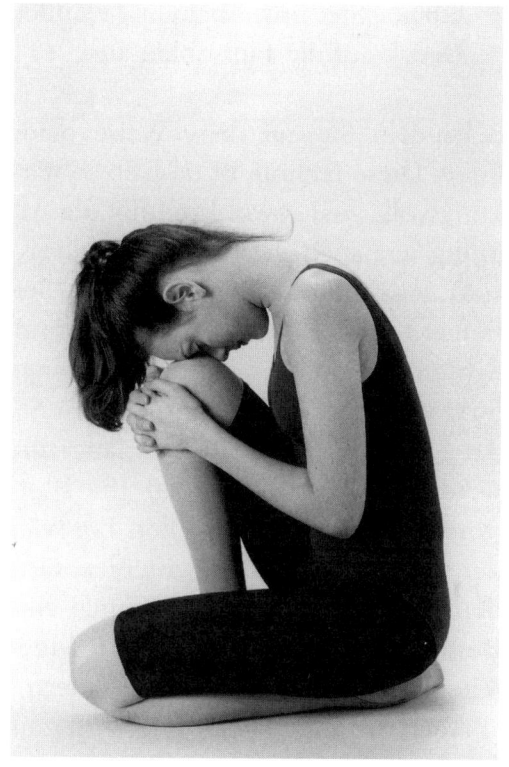

Bewegen Sie die Stirn zum Knie, und atmen Sie dabei aus.

1. Strecken Sie ein Bein aus und legen das andere quer darüber.

2. Massieren Sie jede einzelne Zehe, wobei Sie bei der großen beginnen

und bis zur kleinen Zehe weitergehen.

3. Legen Sie die Hand über alle fünf Zehen und bewegen sie vor und zurück.

125

4. Üben Sie mit beiden Händen Druck auf die Fußsohlen aus.

Behandeln Sie auf diese Weise beide Füße. Diese Technik ist deshalb so wirkungsvoll, weil sowohl die für die Atmung wie auch die für den Blutkreislauf zuständigen Organe mit den Fingern und Zehen verbunden sind. Fahren Sie mit dieser Übung so lange fort, wie Sie Zeit haben. Können Sie das eine oder zwei Stunden lang tun, werden Sie feststellen, daß Ihr Blutdruck sich sogar am gleichen Tag wieder normalisiert. Im allgemeinen werden junge Leute nach zwei Tagen eine Besserung verspüren, bei älteren Menschen wird es etwa fünf Tage dauern.

Auch die folgende Übung wird gute Wirkung zeigen:

1. Knien Sie sich auf ein Bein, fassen Sie das aufgestellte Knie des anderen Beins mit beiden Händen, und führen Sie ausatmend die Stirn bis zum Knie.

2. Wenn Ihre Stirn das Knie berührt, beginnen Sie mit dem Einatmen und kehren mit dem Kopf wieder in die aufrechte Stellung zurück, dabei schließen Sie Ihren Mund.

Diese Technik wird am besten wirken, wenn Sie sie dreimal am Tag durchführen.

ANÄMIE

Anämie (Blutarmut) wird von Blockaden in der Blutzirkulation verursacht. Sie ist nicht ausschließlich auf ein nicht ausreichendes Blutvolumen aufgrund schlechter Ernährung zurückzuführen. Deshalb trifft man sie auch häufig bei Frauen, die ihren Körper mit Büstenhalter oder Hüftgürtel zu eng einschnüren. Auch gehen heutzutage viele Frauen, weil sie abnehmen wollen, ohne Frühstück aus dem Haus, essen mittags nicht mehr als einen Salat und abends nur eine kleine Mahlzeit. Ihr Blut wird immer dünner, und sie haben keine Energie mehr. Als natürliche Fol-

126

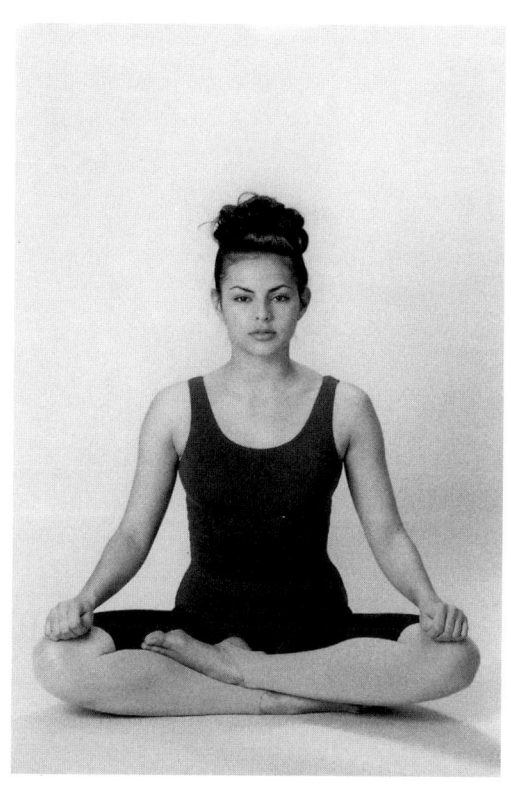

Nehmen Sie die Tanbanza-Haltung ein, und atmen Sie einmal ein und aus.

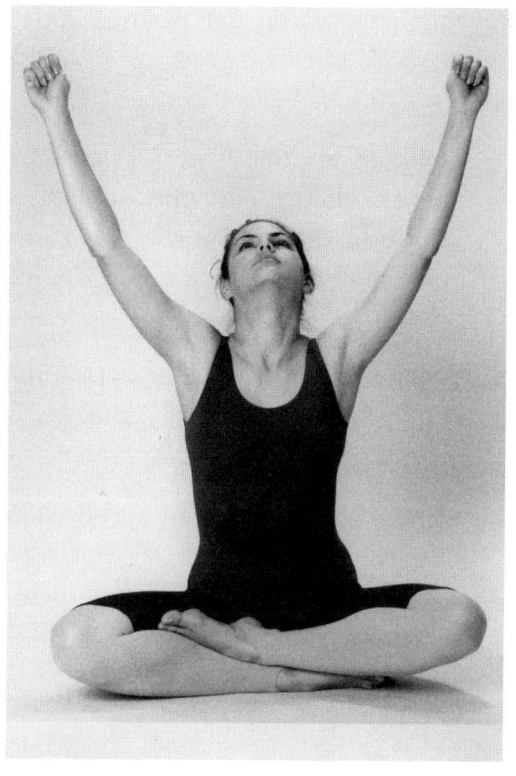

Atmen Sie durch die Nase ein und heben dabei die Arme hoch über den Kopf.

ge kann es dann zu einem anämischen Zusammenbruch kommen.

Bei einem anämischen Kollaps muß man als erstes alle Kleidungsstücke lockern, die den Körper einschnüren, so

daß er sich entspannen kann. Schon das allein bringt meistens eine Besserung der Symptome. Aber mit Hilfe von Do-In kann man den Körper wieder aufbauen, so daß er mit den grund-

127

legenden Ursachen der Anämie fertig wird.

1. Nehmen Sie die Banza- oder Tanbanza-Stellung ein und schließen die Daumen in der geballten Faust ein. Atmen Sie einmal ein und wieder aus.

2. Während Sie durch die Nase einatmen, heben Sie beide Arme hoch über den Kopf.

3. Halten Sie den Atem an und drehen den Kopf vorsichtig so weit wie möglich dreimal nach links, dann atmen Sie durch den Mund aus.

4. Atmen Sie wieder durch die Nase ein, und dann drehen Sie den Kopf vorsichtig dreimal nach rechts; während Sie dann durch den Mund ausatmen, lassen Sie die Arme wieder sinken.

Führen Sie diese Übung dreimal am Tag aus. Möglicherweise werden Sie schon in einer Woche feststellen können, daß Sie nicht mehr unter Anämie

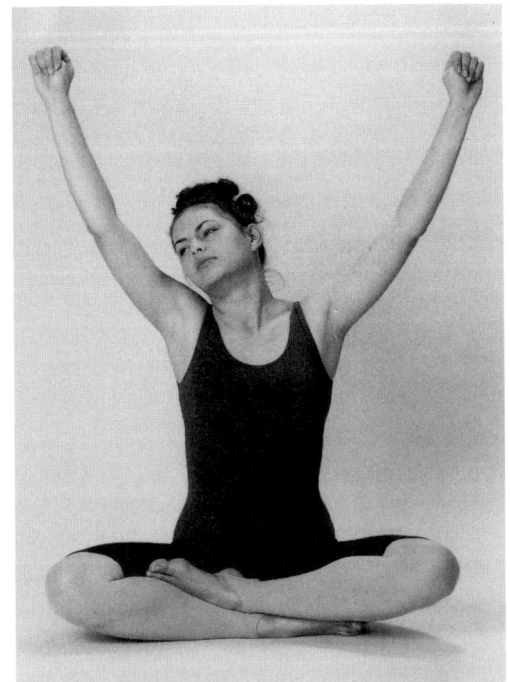

Während Sie Ihren Atem anhalten, drehen Sie den Kopf behutsam dreimal so weit wie möglich nach links, dann atmen Sie aus. Jetzt atmen Sie wieder ein und drehen den Kopf dreimal so weit wie möglich nach rechts. Während Sie durch den Mund ausatmen, lassen Sie die Arme wieder sinken.

leiden. Bei dieser Übung ist es wichtig, den Kopf langsam zu drehen und auch so weit wie möglich. Die Halswirbelsäule ist nicht nur die Passage, durch die das Blut zum Gehirn fließt, sondern sie stützt auch einen bedeutenden Teil des Körpergewichts und kann daher unter dieser Anstrengung schnell zu altern beginnen. Dreht man den Kopf langsam und vorsichtig so weit wie möglich, hält man die Halswirbelsäule beweglich und kräftig. Diese Technik soll die störungslose Zirkulation von Ki im Oberkörper aufrechterhalten, aber da sie auch das Altern der Halswirbelsäule verhindert, hilft sie auch sehr wirkungsvoll anderen altersbedingten Krankheiten vorzubeugen, wie etwa dem Schlaganfall.

OHRGERÄUSCHE

Mit Fünfzig beginnt eine wachsende Zahl von Menschen unter Geräuschen im Ohr zu leiden (Tinnitus). Die moderne Wissenschaft vermutet, daß Veränderungen des lymphomatischen Drucks oder eine Virusinfektion die Ursache sein könnten, aber der wahre

Grund mag einfach darin liegen, daß man sich sehr lange nicht um seine Ohren gekümmert hat. Damit ist nicht die regelmäßige Reinigung der Ohren und die Entfernung von Ohrenschmalz gemeint, denn das ist nicht die richtige Ohrenpflege. Solange nicht das schädliche Ki vollständig aus den Ohren vertrieben wird und das ki-reiche Blut wieder frei zirkulieren kann, werden Symptome wie ein metallisches Klingeln oder Rauschen im Ohr nicht geheilt werden.

Es ist auch für jene, die Tinnitus als unvermeidliche Begleiterscheinung des Alters sehen, noch nicht zu spät, die Symptome durch angemessene Ohrenpflege zu überwinden.

1. Strecken Sie im Sitzen beide Beine aus, fassen Sie Ihre Ohren mit den Zeige- und Mittelfingern und arbeiten sich mit einer wackelnden Bewegung achtzehnmal das Ohr auf und ab.

2. Als nächstes stecken Sie sich die Zeigefinger mit etwas Druck in die

129

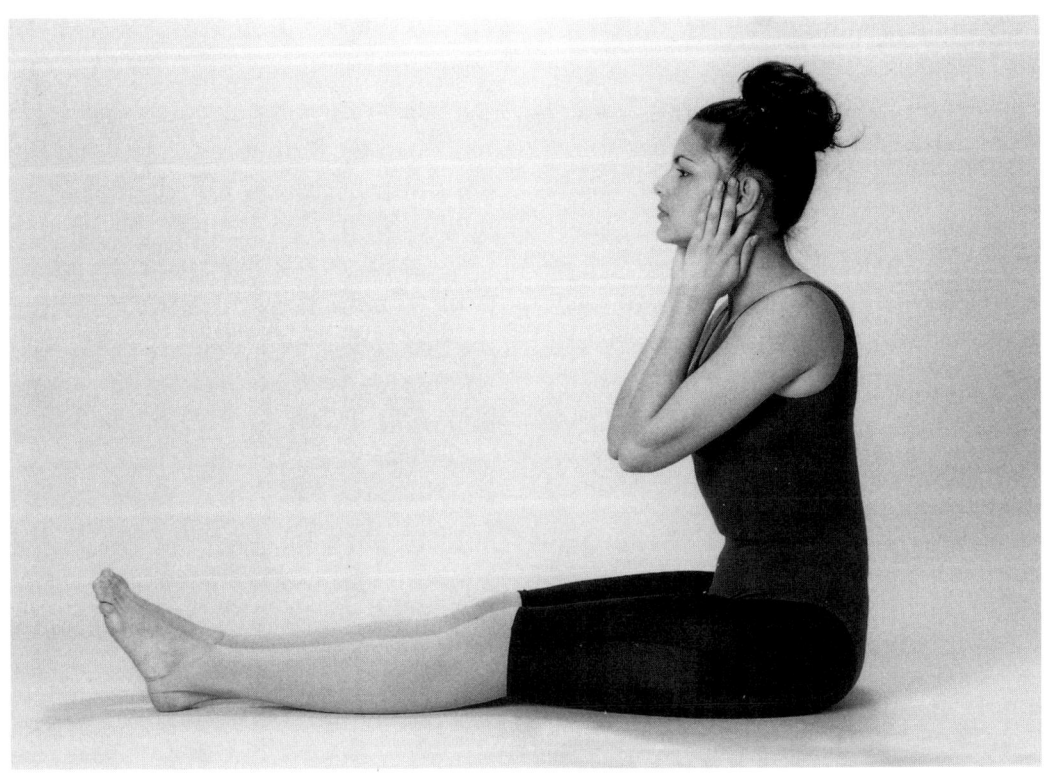

Erfassen Sie Ihre Ohren mit den Zeige- und Mittelfingern, und gehen Sie mit einer wackelnden Bewegung achtzehnmal die Ohren auf und ab.

Ohren. Lassen Sie sie zwei oder drei Sekunden lang dort, dann ziehen Sie sie wieder heraus. Wiederholen Sie das dreimal, und versuchen Sie dabei, Ihre Ohren jedesmal ploppen zu lassen, wenn Sie die Zeigefinger herausziehen.

Wenn Sie beide Übungen zehn Tage lang zweimal täglich ausführen, kann

130

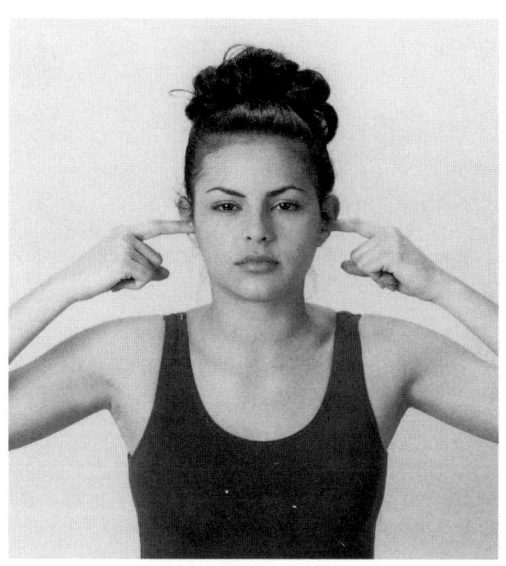

Stecken Sie die Zeigefinger in die Ohren, und lassen Sie sie zwei bis drei Sekunden lang dort. Dann ziehen Sie sie, möglichst mit einem ploppenden Geräusch, wieder heraus.

das Klingeln in Ihren Ohren tatsächlich vollständig verschwinden. Falls die Symptome später wieder auftauchen, brauchen Sie bloß die Techniken sofort wieder anzuwenden.

Bitte achten Sie darauf, wenn Sie Ihre Ohren hinauf- und hinunterreiben, daß Sie sie nicht bei den Ohrläppchen nehmen, sondern den gesamten Rand der Ohrmuschel erfassen.

Wenn Sie diese Übung mehrere Tage hintereinander durchführen, kann es sein, daß Ihre Ohren rot und wund werden, aber das liegt daran, daß die Haut geschwächt wurde. Sobald Sie für eine Weile unterbrechen, wird sich dies wieder normalisieren.

Denken Sie daran, daß viele Ohrenkrankheiten auch eine Folge von Sinusitis sind. In diesen Fällen sollten Sie zum Abschnitt über Pollenallergien und Schnupfen gehen.

BLASENINFEKTIONEN

Blaseninfektionen treten öfter bei Frauen auf als bei Männern. Einer der Gründe dafür ist ein Zurückhalten des Urins. Wie zuvor schon erwähnt, führt Unterdrückung des Harndrangs aus den gleichen Gründen wie Verstopfung zur Entwicklung von schädlichem Ki. Dazu kommt, daß bei Frauen die Harnröhre kürzer und breiter ist als bei

131

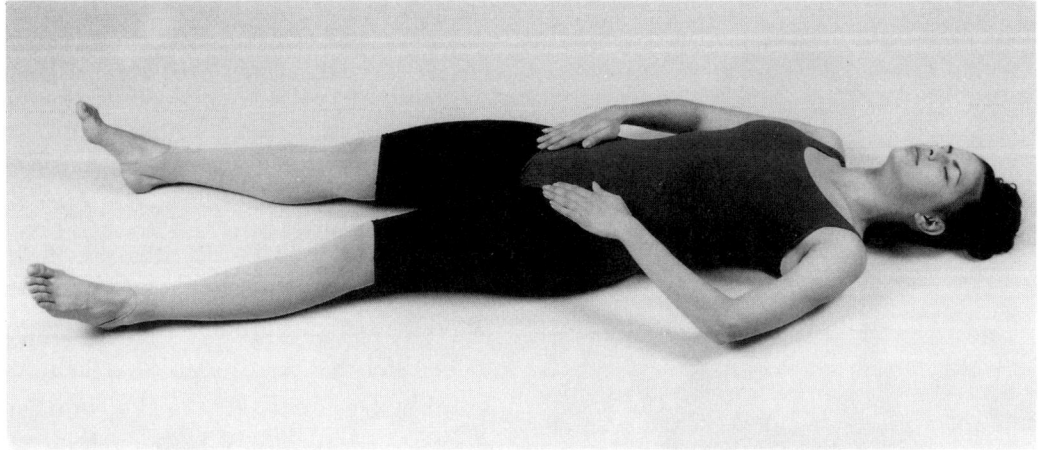

Legen Sie sich bequem auf den Rücken, reiben Sie Ihre Handflächen aneinander, um sie anzuwärmen, und massieren Sie dann beide Seiten der Blase so lange, wie Sie mögen.

Männern und der Abstand zwischen dem Harnausgang und dem Anus geringer. Dadurch können Bakterien leichter in die Harnröhre eindringen, beispielsweise während der Menstruation. Eine Möglichkeit, Blaseninfektionen zu verhindern, ist die penible Reinhaltung dieses Bereiches. Solche Infektionen können auch von häufigem Geschlechtsverkehr ausgelöst werden oder von Geschlechtsverkehr, bei dem die Frau noch nicht bereit ist.

Um eine Blaseninfektion zu behandeln, legen Sie sich bequem auf die Seite oder auf den Rücken. Reiben Sie die Hände aneinander, damit sie warm werden, dann drücken Sie die Handflächen über den Schoß oder den Blasenbereich (dort, wo die Beine sich mit dem Rumpf verbinden). Massieren Sie diese Stellen so lange, wie Sie mögen.

Wenn Sie lieber auf der Seite liegen, massieren Sie zuerst die obere Seite der Blase, dann legen Sie sich auf die an-

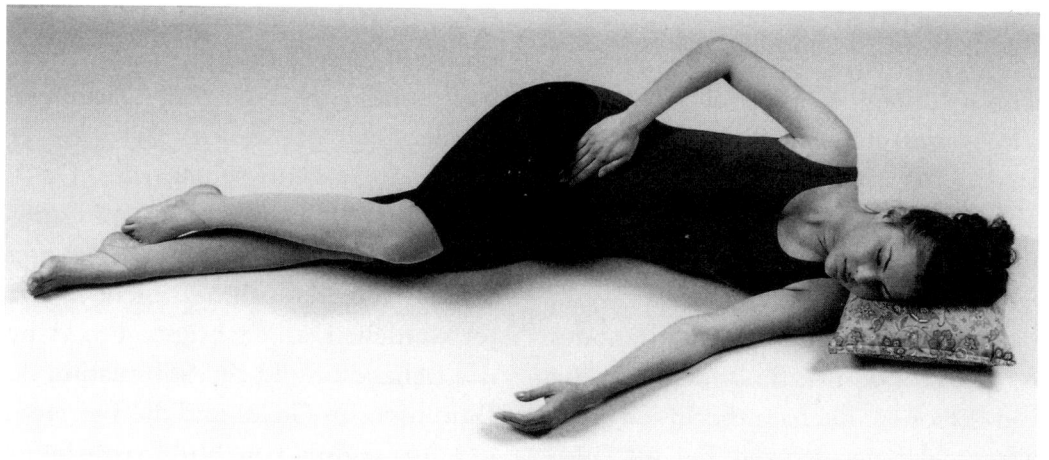

Wenn Sie lieber auf der Seite liegen wollen, massieren Sie zuerst die Oberseite der Blase, dann legen Sie sich auf die andere Seite und massieren die Gegenseite.

dere Seite und massieren die Gegenseite. Auch ist es bei der Seitenlage wichtig, eine bequeme Stellung einzunehmen. Strecken Sie das untere Bein gerade aus und beugen das obenliegende ein bißchen. In dieser Position fällt es leicht, den oberen Arm auszustrekken und den betroffenen Bereich zu massieren.

Die meisten Leute ziehen beide Beine an, wenn sie auf der Seite liegen, oder zumindest das untere Bein. In die-

ser Haltung wird jedoch die Wirbelsäule gekrümmt und die positive Wirkung dieser Übung vermindert. Deshalb achten Sie darauf, daß Sie die hier beschriebene korrekte Position einnehmen.

Diese Technik kann sehr schnell Erfolge bringen. Wenn Sie diese Übung eine Stunde pro Tag anwenden, stellen viele Leute fest, daß in drei bis vier Tagen sowohl chronische wie auch akute Blaseninfektionen verschwinden.

HÄMORRHOIDEN

Hämorrhoiden können sich entwikkeln, wenn sich schädliches Ki in der Analregion ansammelt aufgrund von schlechter Blutzirkulation und Verstopfung. Verstopfung wird gefördert von bestimmten Haltungen, etwa wenn man zu lange auf einem Stuhl sitzt oder in der Hocke ist. Besonders anfällig sind Personen, die hauptberuflich Auto fahren oder den ganzen Tag im Büro sitzen. Im allgemeinen sind Männer häufiger betroffen als Frauen, aber besonders schwangere Frauen oder Frauen, die viel sitzen, sind auch dafür empfänglich. Gerade bei Frauen können Hämorrhoiden, wenn sie nicht behandelt werden, zum Verlust der Figur führen. Man sollte diese Krankheit nicht auf die leichte Schulter nehmen.

Um Hämorrhoiden zu heilen oder ihre Entstehung zu verhindern, ist es wichtig, es nicht zur Stuhlansammlung in der Analregion kommen zu lassen. Vermeiden Sie länger anhaltenden Druck auf diesen Bereich, Kälte und Verstopfung. Auch Alkohol und andere Genußmittel in größeren Mengen verursachen eine Stauung in der Schleimhaut, und auch das sollte vermieden werden.

Der Behandlungsansatz des Do-In gegenüber Hämorrhoiden wird erfolglos bleiben, wenn die oben erwähnten präventiven Maßnahmen nicht beachtet werden. Der wichtigste Punkt bei der Behandlung ist die Stimulation des Blutflusses im Gesäß und die Befreiung der Analregion von Stuhlansammlungen.

1. Stellen Sie sich mit leicht gespreizten Beinen (ungefähr in Schulterbreite) hin.

2. Legen Sie die Mitte des Ringfingers und des kleinen Fingers auf die Gesäßspalte, und bewegen Sie die Finger in einer vibrierenden Bewegung eine Minute lang auf und ab.

3. Wiederholen Sie das Ganze mit der anderen Hand.

Führen Sie das im Wechsel fünfmal mit jeder Hand durch, im Ganzen etwa

134

zehn Minuten und das zwei- oder dreimal am Tag, und zwar am besten im
Badezimmer, nachdem Sie Stuhlgang
gehabt haben. Bei kleineren Hämorrhoiden wird das Bluten meist sofort
aufhören. Wenn sich die Hämorrhoiden aber über mehrere Jahre immer
weiter verschlimmert haben und zu
stark blutenden Hämorrhoidalknoten
geworden sind, wird es etwa fünf bis
sieben Tage dauern, bis man eine Besserung feststellen kann, und voraussicht-
lich etwa zwei bis drei Wochen bis zur
Heilung.

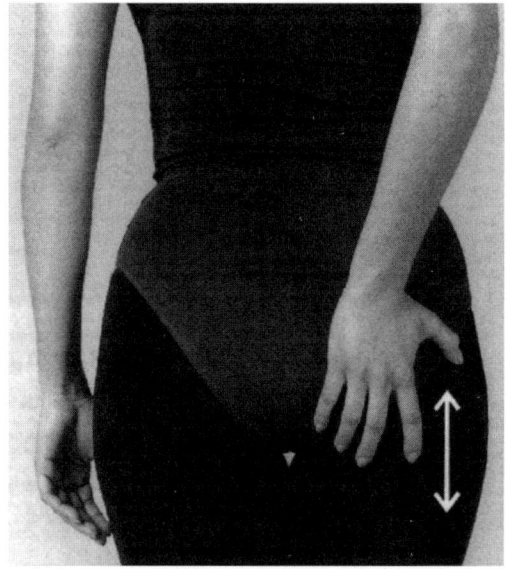

Legen Sie die Mitte Ihres Ringfingers und klei-
nen Fingers auf die Gesäßspalte, und massieren
Sie in einer vibrierenden Bewegung mit den
Fingern eine Minute lang auf und ab.

135

MENSTRUATIONSSTÖRUNGEN UND -KRÄMPFE

Bei einer ärztlichen Untersuchung werden Frauen im allgemeinen zu ihrer Periode befragt, denn die Menstruation kann als Gradmesser der weiblichen Gesundheit gelten. Verändert sich der Zyklus ständig, kann man davon ausgehen, daß etwas im Körper nicht in Ordnung ist. Das gleiche gilt, wenn ein im allgemeinen regulärer Zyklus plötzlich unberechenbar wird.

Um herauszufinden, was diese Störungen auslöst, müssen Sie Ihren Arzt konsultieren. Hier möchte ich eine Behandlungsmethode vorstellen, wie man einige Nebenwirkungen dieser Menstruationsstörungen wie Schulterverspannungen oder Schmerzen im Lendenwirbelbereich heilen kann. Und zwar eignet sich dazu die Bauchmassage (siehe Seite 109). Die Symptome Menstruationsstörung und Verstopfung kommen häufig zusammen vor, und durch die Massage wird der Blutfluß

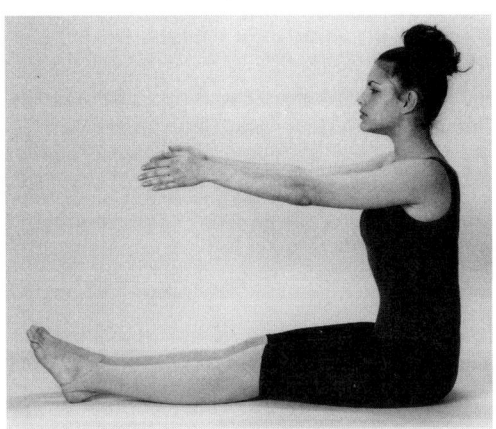

Strecken Sie im Sitzen die Beine vor sich aus, und während Sie langsam durch den Mund ausatmen, strecken Sie die Arme nach vorn.

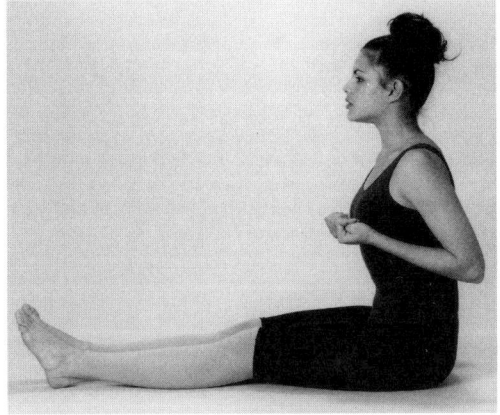

Während Sie durch die Nase einatmen, ziehen Sie beide Arme mit gebeugten Ellenbogen an den Körper.

136

zum Uterus und zu den Eierstöcken angeregt, wodurch der größte Teil der Probleme schon gelöst ist.

Allerdings kann die Bauchmassage bei hartnäckigen Störungen nicht ausreichend sein. In diesen Fällen kann man auch die folgende Technik anwenden. Sie sollte morgens, möglichst an einem schönen Tag und an einem Ort mit reiner Luft, durchgeführt werden. Gehen Sie bei dieser Übung wie folgt vor:

1. Strecken Sie im Sitzen die Beine vor sich aus, und während Sie die verbrauchte Luft langsam durch den Mund ausatmen, strecken Sie beide Hände gerade nach vorne aus.

2. Nachdem Sie vollständig ausgeatmet haben, atmen Sie langsam durch die Nase wieder ein und ziehen dabei gleichzeitig die Arme an den Körper, wobei Sie die Ellenbogen beugen und die Hände zu Fäusten schließen. Wenn es Ihnen unangenehm zu werden beginnt, atmen Sie aus und strecken Ihre Arme wieder nach vorne.

Wiederholen Sie diesen Vorgang dreimal so langsam Sie können. Wenden Sie parallel dazu eine Woche lang einmal täglich die Bauchmassage an. Ihr Menstruationszyklus wird sich wieder normalisieren und der Schmerz verschwinden. Während Ihrer Periode sollten Sie die Übung jedoch nicht ausführen.

KLIMAKTERIUM

Obwohl der genaue Zeitpunkt individuell unterschiedlich sein kann, kommen die meisten Frauen zwischen vierzig und fünfzig ins Klimakterium, in die «Wechseljahre». Bei diesem Vorgang verändert sich das Verhältnis von männlichen und weiblichen Hormonen im Körper, und daraus ergeben sich eine ganze Reihe von Nebenwirkungen. Diese können sehr unangenehm sein, wie Schulterschmerzen, Schmerzen im Lendenwirbelbereich, Reizbarkeit, Stimmungsschwankungen und Schlaf-

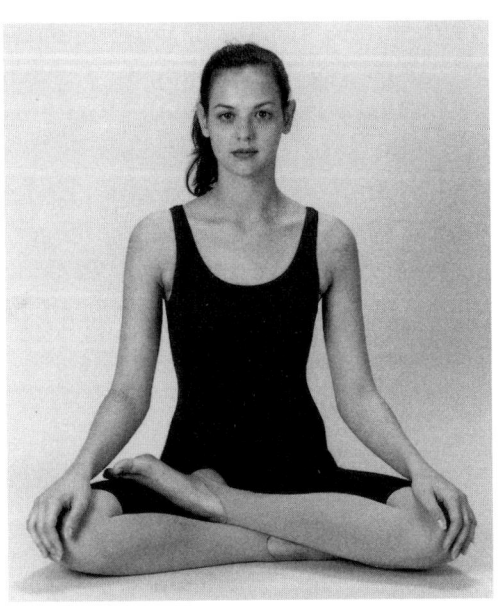

Nehmen Sie die Tanbanza-Stellung ein, und machen Sie einen Atemzug.

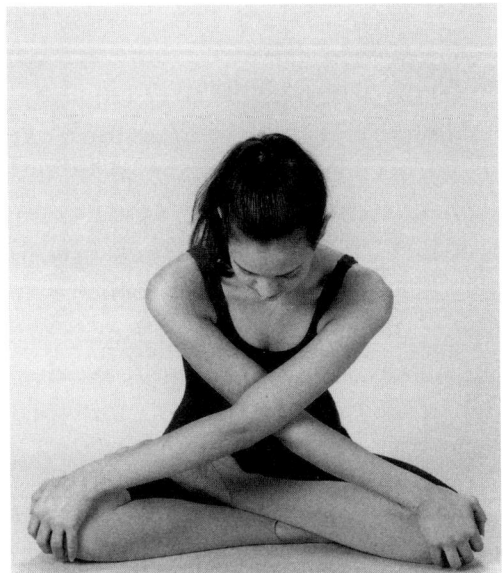

Während Sie durch die Nase einatmen, kreuzen Sie die Arme und umfassen fest das jeweils gegenüberliegende Knie.

losigkeit. Und diese Symptome wiederum können andere psychische Probleme nach sich ziehen.

Die Nebenwirkungen der Wechseljahre werden im allgemeinen durch den Alterungsprozeß ausgelöst, und durch Do-In ist es möglich, diese abzuwehren. Jugendliche Vitalität kann wiederhergestellt werden, und zwar so:

1. Setzen Sie sich in der Tanbanza-Stellung und nehmen einen Atemzug, während die Hände auf den Knien ruhen.

2. Während Sie durch die Nase einatmen, kreuzen Sie die Arme und umfassen mit festem Griff das jeweils gegenüberliegende Knie.

138

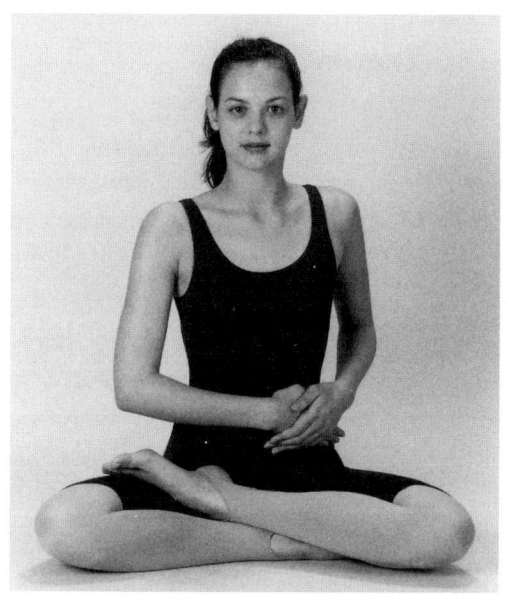 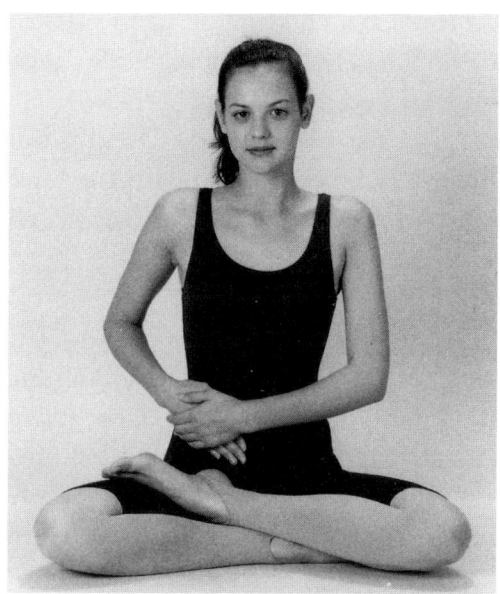

Legen Sie beide Hände übereinander, und mit der unteren Handfläche klopfen Sie leicht zweimal auf beide Seiten des Bauches.

3. Dann halten Sie den Atem an, lassen die Knie wieder los und legen eine Hand auf die andere. Mit der unteren Handfläche klopfen Sie zweimal leicht auf jede Seite des Bauches, dann atmen Sie durch den Mund wieder aus.

Wiederholen Sie diesen Ablauf drei- bis siebenmal. Halten Sie den Atem so lange an, bis es unangenehm zu werden beginnt, dann lassen Sie den Atem durch den Mund heraus. Wie lange jemand den Atem anhalten kann, ist sehr unterschiedlich; deshalb werden für manche Frauen drei Durchgänge genug sein, bei anderen fünf. Überanstrengen Sie sich nicht. Aber wenn Sie

139

auf Ihren Bauch klopfen, dann müssen Sie bei jedem Durchgang jede Seite zweimal bedenken.

Wenn Sie bereits Ende Dreißig mit dieser Übung beginnen, wird Ihr Teint selbst in den Sechzigern noch frisch aussehen und den jugendlichen Schimmer bewahren.

Selbst wenn das Klimakterium bei Ihnen schon begonnen hat, sollten Sie die Übung einen Monat lang jeden Morgen und jeden Abend durchführen. Ihre Familie und Ihre Freunde werden von den positiven Wirkungen überrascht sein.

ZÄHNEKNIRSCHEN, SCHNARCHEN, IM SCHLAF SPRECHEN

Viele Beschwerden, die die konventionelle Medizin nicht als Krankheiten betrachtet, werden im Do-In als solche behandelt. Dazu gehört auch das Schnarchen. Das betrifft ebenso diejenigen, die regelmäßig schnarchen, wie auch jene, die nur schnarchen, wenn sie übermüdet sind. Ich denke, von zehn Menschen schnarchen alle gelegentlich mehr oder minder intensiv, und zwei oder drei zeigen schwere Symptome. Die Ursache des Schnarchens ist eine Sinusitis, die Ansammlung von eitrigen Flüssigkeiten. Die Behandlung besteht also darin, diese eitrigen Flüssigkeiten mit Hilfe der Do-In-Techniken für Pollenallergien und Schnupfen zu beseitigen, die auf Seite 119 vorgestellt wurden.

Zähneknirschen (Bruxismus) trifft man oft bei hochgradig nervösen und angespannten Menschen an. Auch dies ist im Grunde eine Krankheit, deren Ursache in Problemen der Halswirbel-

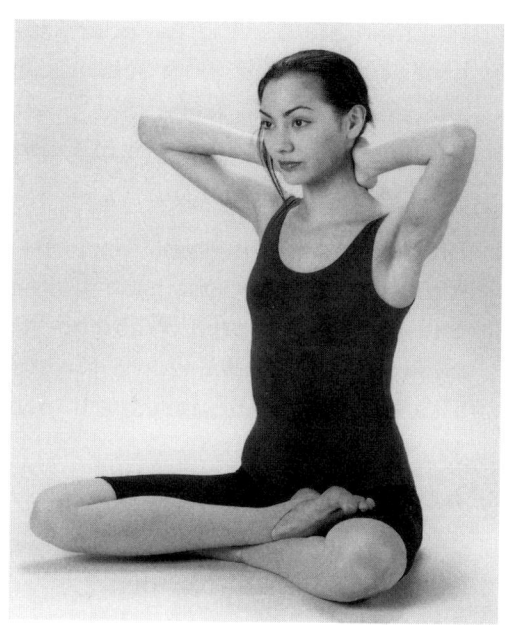

Legen Sie im Sitzen beide Hände in den Nacken.

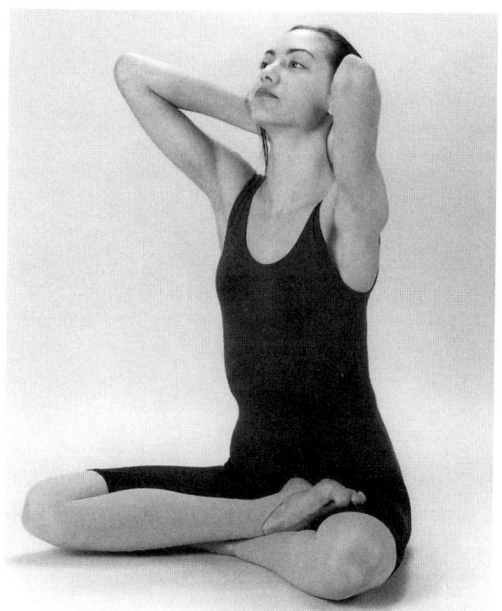

Atmen Sie langsam durch den Mund aus, und bewegen Sie dabei den Kopf langsam nach hinten.

säule liegt. Dabei können sowohl die Zähne schwer geschädigt werden wie auch die Zahnstellung. Behandelt wird das Zähneknirschen mit derselben Technik wie die «Altersschultern» (siehe S. 104). Wenden Sie diese Übung zehn Tage lang an, und Ihre Beschwerden werden deutlich abnehmen, bis das Zähneknirschen verschwindet.

Auch Sprechen im Schlaf wird im Denken des Do-In als Funktionsstörung angesehen. Es ist ein Zeichen dafür, daß man nicht tief und gesund schläft, daß der Körper zwar schlafen möchte, aber der Geist nicht – weil er die unangenehmen Ereignisse des Tages nicht loslassen kann. Es ist, mit anderen Worten, eine andere Form von

141

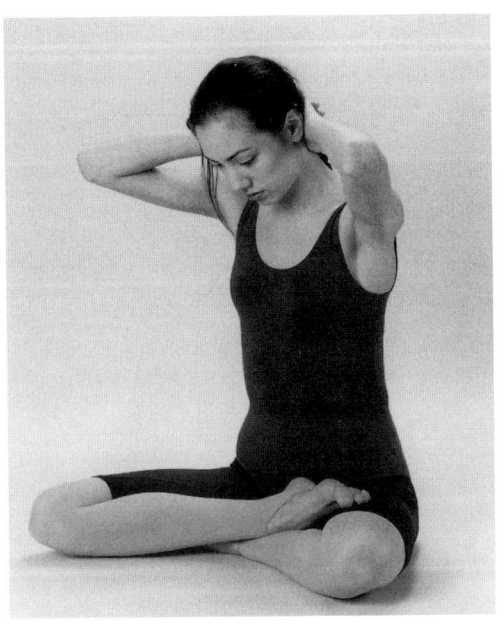

Atmen Sie durch die Nase ein, und beugen Sie dabei den Kopf nach vorne.

Schlaflosigkeit. Daher können Sie das Sprechen im Schlaf auch mit der Technik behandeln, die «Schlaf des Drachens» heißt (siehe S. 123).

Da alle diese drei Beschwerden auch für die Mitmenschen sehr lästig sind, sollten Sie folgende Übung ausführen, wenn Sie das Gefühl haben, müde zu werden:

1. Nehmen Sie die Banza- oder Tanbanza-Stellung ein oder setzen sich auf einen Stuhl, legen Sie beide Hände auf den Hinterkopf in Höhe des Nackens.

2. Bewegen Sie langsam, aber bestimmt den Kopf erst nach hinten und dann nach unten. Während Sie nach oben schauen, atmen Sie das schädliche Ki langsam durch den Mund aus.

3. Beugen Sie den Kopf nach unten und atmen dabei langsam durch die Nase ein. Führen Sie den ganzen Vorgang drei- bis fünfmal durch, dadurch können Sie verhindern, daß die oben beschriebenen Symptome überhaupt erst auftreten.

142

FUSSPILZ UND HÜHNERAUGEN

Menschen, die den ganzen Tag im Büro verbringen, haben sicherlich wenig Gelegenheit, ihre nackten Füße der frischen Luft auszusetzen. Nach dem Anziehen am Morgen vergehen vielleicht bis zu fünfzehn Stunden, bevor sie Gelegenheit haben, die Schuhe und Strümpfe wieder auszuziehen, und ihre Füße wieder atmen können. Selbst wer im Büro die Möglichkeit hat, die Schuhe zu wechseln, trägt meist seine Sokken weiter. Auch trainieren die wenigsten Menschen ihre Füße. Es hilft auch nicht, viel zu Fuß zu gehen, denn die Zehen bewegen sich dabei relativ wenig. Aus diesem Grund ist die Zirkulation des ki-reichen Blutes dort eingeschränkt, in manchen Fällen kann das sogar zum Absterben der Haut führen. Die Folgen sind Fußpilz und Hühneraugen.

Nach dem medizinischen Denken des Do-In entstehen sowohl Fußpilz wie auch Hühneraugen durch absterbende Zellen. Und Zellen sterben ab, wenn sich aufgrund der schlechten Zir-

kulation des ki-reichen Blutes das innerlich entstandene schädliche Ki ansammeln und gesundheitsschädliche Wirkung entfalten kann.

Im Fall von Fußpilz kann sich das eiternde Fleisch so weit ausbreiten, daß scheinbar die ganze Zehe abzufallen droht. Aber es gibt keinen Grund zur Sorge, denn egal wie schwerwiegend die Hühneraugen oder der Fußpilz sind, sie können vollständig geheilt werden, indem man die Zirkulation des ki-reichen Blutes durch Trainieren der Füße und Zehen verbessert.

Wenn Sie Ihre Füße trainieren, um die Blutzirkulation anzuregen, werden Sie feststellen, daß nicht nur Fußpilz und Hühneraugen geheilt werden, sondern daß sich auch ihr allgemeiner Gesundheitszustand verbessert. Der Grund dafür liegt darin, daß die Stimulation der Füße und Zehen die Zirkulation des ki-reichen Blutes im ganzen Organismus neu belebt. Die Technik, die man dafür einsetzt, ist dieselbe, die zuvor für den zu hohen und zu niedrigen Blutdruck erklärt wurde (siehe Seite 124).

143

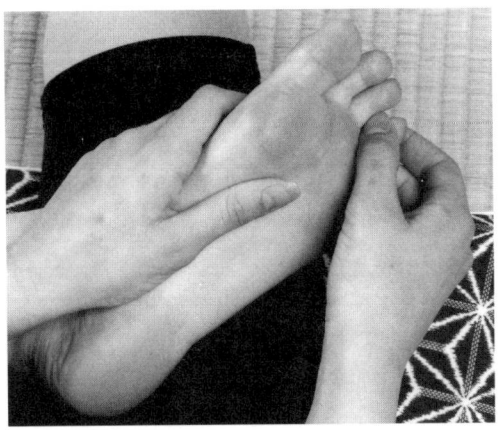

Massieren Sie langsam jede Zehe.

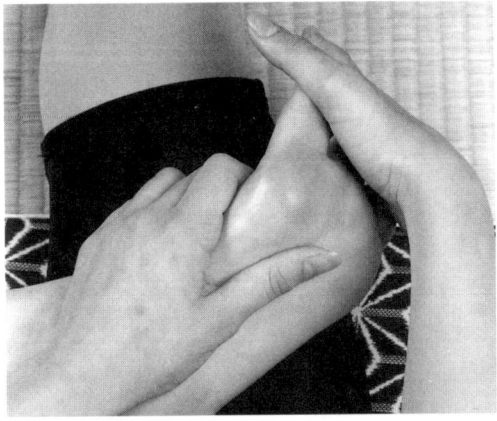

Bewegen Sie alle fünf Zehen nach vorne und hinten.

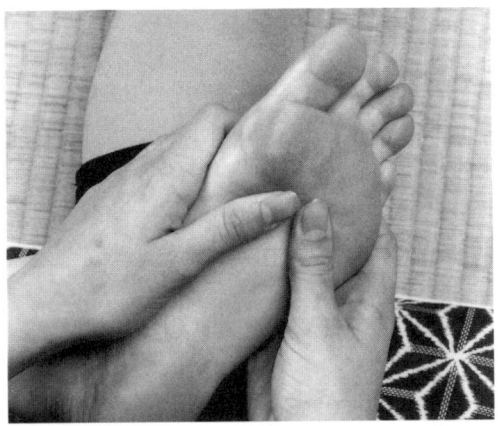

Üben Sie Druck auf die Fußsohlen aus.

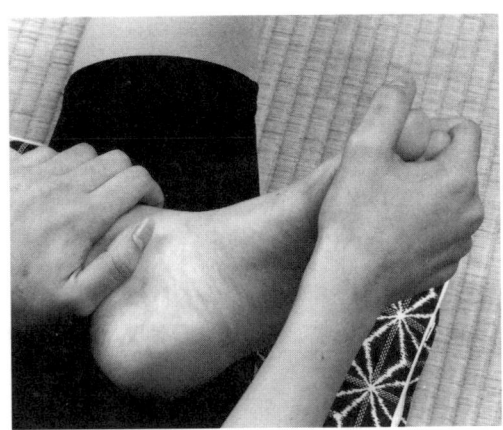

Bewegen Sie Ihre Fußgelenke von links nach rechts.

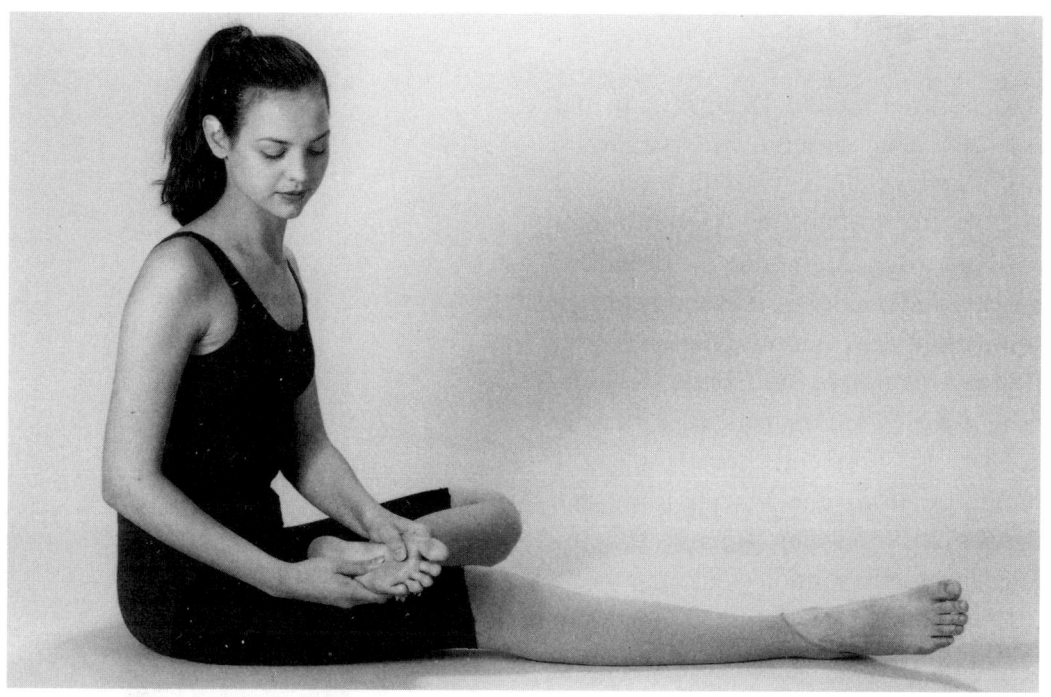

Strecken Sie im Sitzen den einen Fuß aus und legen den Unterschenkel des anderen Fußes darüber.

Diese Übung ist besonders wirkungsvoll gegen Hühneraugen. Ihre größte Wirkung entfaltet sie, wenn sie während des Bades durchgeführt wird. Wenden Sie die Übung an, sooft es Ihnen zeitlich möglich ist. Schaffen Sie es, insgesamt zwei oder drei Stunden am Tag damit zu verbringen, werden Fußpilz und Hühneraugen in einer Woche verschwunden sein. Versuchen Sie es in jeder bequemen Haltung, die Ihnen zusagt, etwa beim Fernsehen. Die heilsame Wirkung auf den Fußpilz kann verstärkt werden, wenn Sie den betroffenen Bereich vorher einige Zeit in lauwarmem Essig einweichen.

145

ACHSELSCHWEISS

Der Sommer ist die Jahreszeit, in der wir uns über unseren Körpergeruch Gedanken machen. Und je mehr wir uns deshalb sorgen, um so schlimmer wird er. Menschen, die in Branchen mit besonders hohem Leistungsdruck beschäftigt sind, wie im Medien- oder Computerbereich, sind besonders anfällig dafür. Wenn man angespannt oder nervös ist, verschlechtert sich die Blutzirkulation, der Magen fühlt sich schwer an, und die inneren Organe werden geschwächt.

Besonders peinlich ist Schweißgeruch unter dem Arm. Es gibt nur wenige moderne Tätigkeiten, bei denen man die Arme noch viel hochheben muß, und das kann dazu führen, daß das Ki unter den Armen stagniert. Daher ist es sehr hilfreich, wenn man die folgende Methode des «Achselhöhlen-Atmens» so oft wie möglich anwendet.

1. Stellen Sie sich gerade hin, die Arme an den Seiten, die Hände zu Fäusten

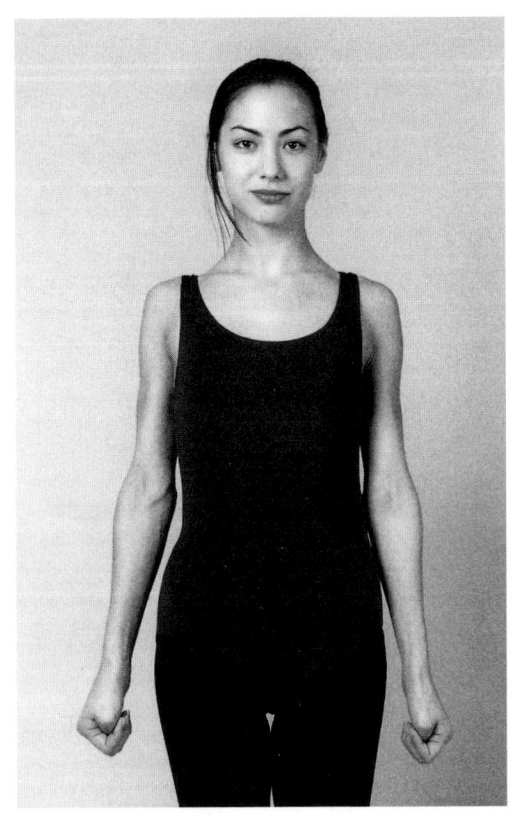

Stehen Sie aufrecht, und lassen Sie die Arme an den Seiten herabhängen.

geschlossen. Verschränken Sie nun die Finger beider Hände vor Ihrem Körper, wobei die Handflächen nach oben schauen.

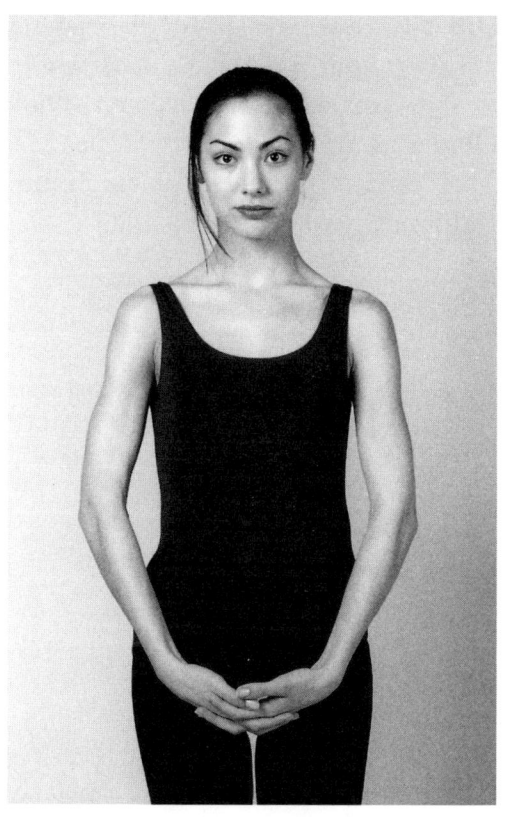

Verschränken Sie die Finger, wobei die Handflächen nach oben zeigen.

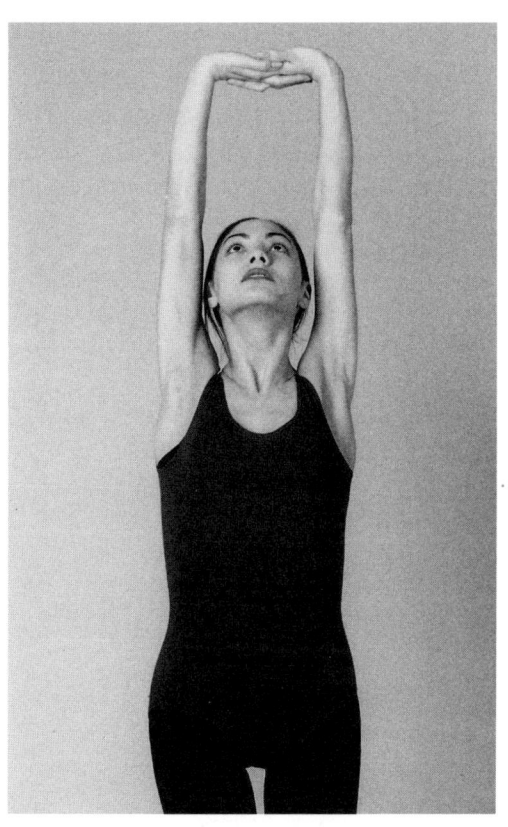

Atmen Sie beim Hochstrecken der Arme aus.

2. Während Sie durch den Mund ausatmen, heben Sie die Arme hoch
   über den Kopf, dabei drehen Sie die
   Handflächen zur Decke.

3. Strecken Sie die Arme so hoch wie
   möglich, und blicken Sie zu Ihren
   Handrücken hinauf.

147

4. Haben Sie vollständig ausgeatmet, schließen Sie den Mund und kehren einatmend mit den Armen zur Ausgangsposition zurück.

Diese Technik wird Ihre abgesackten, geschwächten inneren Organe wieder in ihre korrekte Lage bringen. Diese Übung ist auch sehr hilfreich bei Magen- oder Unterleibsproblemen und verbessert bei Frauen den Teint.

DAS SAKE-BAD

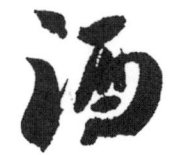

Die wunderbaren Wirkungen des Sake

Der Hauptgrund für unser Übergewicht liegt in der Ansammlung von schädlichem Ki und von Giftstoffen. Wenn wir sagen, wir hätten Probleme mit dem Abnehmen, meinen wir eigentlich, daß wir nicht in der Lage sind, zu unserem angeborenen Körpertypus zurückzukehren. Für dieses Problem ist ein Sake-Bad ein sehr wirkungsvolles Gegenmittel.

Wenn Sie ein Sake-Bad nehmen, öffnen sich Ihre Poren und lassen das schädliche Ki hinaus. Dann ist das Blut frei von Unreinheiten und kann mit dem Ki zusammen sauber und rein durch den ganzen Körper fließen. Die inneren Organe werden stimuliert und Giftstoffe ausgeschieden. Selbst wenn Sie zuviel essen sollten, werden die überflüssigen Kalorien ausgeschieden, und Sie nehmen nicht zu.

Sake bewirkt richtiggehende Wunder. Den meisten Leuten steigt die Röte etwas ins Gesicht, wenn sie trinken, was zeigt, daß sich der Fluß des ki-reichen Blutes verbessert hat. Wie das alte Sprichwort verkündet, das da lautet «Sake ist die beste unter hundert Medizinen», erwärmt maßvolles Trinken den Körper, entspannt den Geist und bringt unzählige gesundheitsfördernde Wirkungen mit sich.

Aber Sake ist auch ein kraftvolles Anregungsmittel. Wer noch nie welchen getrunken hat, übertreibt vielleicht und muß sich übergeben oder wird ohnmächtig. Aber sobald man seine Grenzen kennt, kann man die angenehm berauschenden Wirkungen des Sake genießen.

Sake, in Maßen getrunken, regt die Zirkulation des ki-reichen Blutes an. Aber ein Trinken im Übermaß schädigt die Leber und den Verdauungstrakt. Das Sake-Bad ist der ideale Weg, die schädlichen Nebenwirkungen zu vermeiden und trotzdem von den positiven Wirkungen des Sake zu profitieren.

Sake kann auch sehr wirkungsvoll eingesetzt werden bei Massagebehandlungen. Auch das ist eine der geheimen Lehren des Do-In, die über fünftausend Jahre in China von Generation zu Generation weitergegeben wurde. Das kann gerade bei Frauen erstaunliche Wirkungen zeigen, den Teint verbessern und die inneren Organe reinigen.

Sake taucht ab und zu im Standardwerk der chinesischen Medizin *Kompendium der medizinischen Verordnungen (I Xin Fang)* auf (im Zusammenhang mit Techniken beim Geschlechtsverkehr). Für die Kurtisanen in den Palästen des alten China waren Sake-Bäder eines ihrer Schönheitsgeheimnisse.

In Japan wurde Sake vielfach von Kriegern zum Desinfizieren von Wunden benützt. Dieser verbreitete Gebrauch wurde in der heutigen Zeit von Yazawa Ken'ichi übernommen, der für das Baseball-Team der Chunichi-Drachen spielte. Er behandelte eine Entzündung der Achillessehne, die seine Karriere bedrohte, erfolgreich mit Sake-Massage.

WIE MAN EIN SAKE-BAD BEREITET

Ich will Ihnen beschreiben, wie Sie ein Sake-Bad zu Hause in Ihrer Badewanne nehmen können. Füllen Sie die Wanne wie gewohnt mit Wasser der üblichen Badetemperatur. Bevor Sie in die Wanne steigen, gießen Sie 0,9 Liter Sake hinein und rühren kräftig um. Sie können dafür gerne den billigeren Sake minderer Qualität nehmen, es gibt auch speziellen Sake für Bäder.

Wenn Ihr Körper im Bad angenehm warm geworden ist, steigen Sie aus der Wanne und waschen sich. Dann steigen Sie wieder hinein und genießen ein langes, wärmendes Vollbad.

Wenn man mit dem Baden fertig ist, ist es wichtig, sich gründlich mit einem trockenen Handtuch abzutrocknen, besonders den Kopf, die Achselhöhlen und die Genitalien, denn nasses Haar fordert Erkältungen heraus. Sie sollten auch mit der Wassertemperatur vorsichtig sein. Lassen Sie das Wasser mit einer angenehmen Temperatur einlaufen, und vermeiden Sie zu hohe Temperaturen – es sollte auf keinen Fall mehr als 42 °C haben. Das gilt im übrigen auch für Bäder ohne Sake. Höhere Temperaturen können Krankheiten der Kreislauforgane fördern und dienen nicht gerade einem langen Leben. Sake-Bäder erwärmen sehr wirkungsvoll den Körper, und normale Badetemperaturen reichen dafür aus, auch wenn man selbst sonst sehr heiße Bäder bevorzugt.

Denken Sie bitte daran, daß Sake-Bäder außergewöhnlich gut reinigen und daß das Badewasser sehr schmutzig werden kann. Wenn Sie das Wasser nach dem Baden noch mehrere Stunden lang in der Wanne lassen, stellen Sie vielleicht fest, daß das Wasser ganz milchig ist und Schmutzablagerungen zeigt. Sie sollten deshalb keinesfalls das Wasser für ein zweites Bad aufheben, sondern es ablassen, auch wenn Ihnen das als Verschwendung vorkommt. Wenn Sie die Bäder öfter durchführen, werden Sie feststellen, daß der Schmutz in der Wanne weniger wird, und dann können Sie das Wasser auch erneut erhitzen (falls Sie eine japanische Bade-

wanne haben, mit der das möglich ist), noch mal einen halben Liter Sake zugeben und das Wasser für ein zweites Bad benützen, aber nicht mehr.

EIN BAD MIT SAKE AKTIVIEREN

Baden ist für Ihre Gesundheit eine Wohltat, und zwar aus folgenden Gründen:

1. Die Wärme des Wassers durchwärmt den Körper.

2. Der Druck des Wassers wirkt auf den Körper ein; je tiefer das Wasser, um so stärker der Druck. Normalerweise sind wir uns dieses Effektes gar nicht bewußt, aber er stimuliert die Tsubos im ganzen Körper, ähnlich wie die Shiatsumassage.

3. Der Auftrieb des Wassers läßt den Körper leichter wirken, macht es einfacher, sich zu bewegen. Das ist besonders wichtig bei der Rehabilitation.

153

Vom Standpunkt des Do-In gesehen, verbessern Punkte eins und zwei die Zirkulation des ki-reichen Blutes. Aber normale Bäder haben nur einen sehr milden Stimulationseffekt, und deshalb ist es notwendig, die Temperatur des Wassers zu erhöhen oder die Badedauer zu verlängern, um den Körper bis ins Innerste zu durchwärmen. Aber lange Bäder belasten Herz und Kreislauf ebenso wie zu heißes Wasser. Dagegen erwärmt das Sake-Bad den Körper durch und durch und verbessert die Zirkulation des ki-reichen Blutes, ohne daß zu hohe Wassertemperaturen oder eine zu lange Badedauer notwendig sind.

Das Wasser selbst enthält Ki. Der Begriff «lebendiges Wasser» bezieht sich auf diese Eigenschaft. Aber wenn Sie Wasser erhitzen, verliert es sein Ki – man könnte auch sagen, es wird zu «totem» Wasser durch den Prozeß des Erhitzens. Die Zugabe von Sake ersetzt das beim Erhitzen verlorengegangene Ki.

Die Wirkungen von Temperatur, Druck und Tragkraft des Wassers lassen das Ki des Sake bis in den Kern des Körpers dringen. Eingetaucht in ein Sake-Bad, nimmt man das Ki durch die Poren auf, ohne berauscht zu werden.

Das Sake-Bad lindert auch Erschöpfungszustände. Wir werden müde, weil Muskeltätigkeit Müdigkeit hervorrufende Substanzen in den Körper ausschüttet. Es ist noch nicht lange her, daß die moderne Wissenschaft die Wirkungsweise dieser Substanzen verstanden hat. Aber in der Heillehre des Do-In wußte man das schon seit Jahrhunderten und nannte es schädliches Ki. Die Praktiker des Do-In untersuchten nicht die Zusammensetzung dieses schädlichen Ki, aber im Lauf der Jahre suchten sie sehr sorgfältig nach Methoden, den Körper anzuregen und das schädliche Ki aus ihm zu entfernen. Eine dieser Techniken ist das Sake-Bad, das Erschöpfung beseitigt, indem es die Zirkulation des ki-reichen Blutes verbessert und das schädliche Ki durch die Aktivität des Ki ausscheidet, das im Sake enthalten ist.

Es gibt noch einen anderen Grund, warum Sake-Bäder bei Erschöpfung so gute Erfolge haben, und zwar wegen ihrer sanften Wirkung auf die Haut. Wird die Haut bei einem normalen Bad zu stark stimuliert, fühlen Sie sich vielleicht beim Verlassen des Bades noch müder als zuvor. Aber ein Sake-Bad regt die Haut ganz sanft an und beseitigt so die Müdigkeit und beruhigt gleichzeitig Muskelverspannungen. Nehmen Sie ein Sakebad vor dem Schlafengehen, und Sie werden die Nacht tief und erholsam schlafen.

Anmerkung: Trotz der normalerweise wohltuenden Wirkung der Sake-Bäder sollten diese jedoch gemieden werden von Menschen mit Hautkrankheiten, seit der Kindheit bestehendem Asthma, Rheumatismus, Lähmungen, Diabetes oder zu hohem Blutdruck. Zwar ist die stimulierende Wirkung des Sake-Bades für gesunde Menschen sehr mild, dennoch kann sie für Menschen mit schwacher Konstitution zu stark sein und daher Negatives bewirken.

DER NIHON DOKAN

1980 eröffnete Masao Hayashima den Nihon Dokan in Tokio, um dort Taoismus zu lehren und Do-In zu unterrichten.

Der interessierte Leser kann das Zentrum unter folgender Faxnummer erreichen: 0081-3-35 85 25 86. Die Website des Nihon Dokan findet er unter der Internet-Adresse:

http://www.bekkoame.or.jp/i/ nihondokan/english/.